| 常 见 病 预 防 与 调 养 丛 书 |

肥胖症
预防与调养

主编 郭 力 李廷俊

**FEIPANGZHENG
YUFANGYUTIAOYANG**

中国中医药出版社
·北京·

图书在版编目（CIP）数据

肥胖症预防与调养/郭力，李廷俊主编．—北京：中国中医药出版社，2016.9

（常见病预防与调养丛书）

ISBN 978 – 7 – 5132 – 3163 – 3

Ⅰ．①肥…　Ⅱ．①郭…　②李…　Ⅲ．①肥胖病—防治　Ⅳ．① R589.2

中国版本图书馆 CIP 数据核字（2016）第 017315 号

中国中医药出版社出版

北京市朝阳区北三环东路 28 号易亨大厦 16 层
邮政编码　100013
传真　010 64405750
三河市宏达印刷有限公司印刷
各地新华书店经销

开本 880 × 1230　1/32　印张 8.75　字数 247 千字
2016 年 9 月第 1 版　2016 年 9 月第 1 次印刷
书号　ISBN 978 – 7 – 5132 – 3163 –3

定价　26.00 元
网址　www.cptcm.com

如有印装质量问题请与本社出版部调换
版权专有　侵权必究

社长热线　010 64405720
购书热线　010 64065415　010 64065413
微信服务号　zgzyycbs

书店网址　csln.net/qksd/
官方微博　http://e.weibo.com/cptcm
淘宝天猫网址　http://zgzyycbs.tmall.com

内容提要

　　本书从认识肥胖症开始介绍了肥胖症的基本知识，让读者对肥胖症有基本的了解和认识。在简述基本知识的基础上，主要介绍了肥胖症的预防、饮食调养、运动调养、中药调养、推拿调养、拔罐调养、刮痧调养、艾灸调养、心理调养及生活调养等内容。

　　"爱心小贴士"从医生的角度，以一问一答的方式针对读者关心的预防、治疗、调养以及生活中的注意事项等方面的疑问给出解答，方便读者找到适合自己的预防及调养方案。

　　本书实用性强，适合广大群众、肥胖症患者及家属阅读，也可供医护人员参考使用。

远离疾病，做自己的健康管家

我们每个人都希望自己健康长寿，然而"人吃五谷杂粮而生百病"，生老病死是客观的自然规律。在日常生活中，经常会有各种疾病找上门来，干扰我们的生活，甚至剥夺我们的生命。其实，生病就是疾病在生长！　如果想要阻止疾病的生长，首先得知道生病的原因是什么，据此而预防疾病，调养身体。

从营养学的角度而言，人生病的原因可分为两大类：第一，各种细菌和病毒的入侵，比如感冒、流行病等；第二，不良生活方式导致的疾病，比如高血压、糖尿病等。无论是哪种原因，疾病都会导致人体细胞异常，继而发生各种不同的症状。从中医学的角度分析，人之所以会生病，主要有两方面原因：一是人自身抵抗力的下降——正气不足，二是外界致病因素过于强大——邪气过盛。在疾病过程中，致病邪气与机体正气之间的盛衰变化，决定着病机的虚或实，并直接影响着疾病的发展变化及其转归。"未雨绸缪"，"未晚先投宿，鸡鸣早看天"，凡事预防在先，这是中国人谨遵的古训。"不治已病治未病"是早在《黄帝内经》中就提出来的防病养生谋略，是至今为止我国卫生界所遵守的"预防为主"战略的最早思想，它包括未病先防、已病防变、已变防渐等多个方面的内容，这就要求人们不但要治病，而且要防病，不但要防病，而且要注意阻挡病变发生的趋势，并在病变未产生之前就想好能够采用的救急方法，这样才能达到"治病十全"的"上工之术"。

中医学历来重视疾病的预防。一是未病养生，防病于先：指未患病之前先预防，避免疾病的发生，这是老百姓追求的最高境界。二是欲病施治，防微杜渐：指在疾病无明显症状之前要采取措施，治病于初始，避免机体的失衡状态继续发展。三是已病早治，防止传变：指疾病已经存在，要及早诊断，及早治疗，防其由浅入深，或发生脏腑之间的传变。另外，还有愈后调摄、防其复发：指疾病初愈，正气尚虚，邪气留恋，机体处于不稳定状态，脏腑功能还没有完全恢复，此时机体或处于健康未病态、潜病未病态，或欲病未病态，故要注意调摄，防止疾病复发。要想拥有健康的身体，就要学会预防疾病，做到防患于未然。

鉴于此，我们组织编写了"常见病预防与调养丛书"，本丛书以"未病应先防，患病则调养"的理念，翔实地介绍了临床常见病的病因、病症和保健预防、调养等，帮助人们更加具体地了解常见疾病的相关知识。让广大读者远离疾病，做自己的健康管家！

"常见病预防与调养丛书"目前推出了临床常见病——糖尿病、高血压、高脂血症、肥胖症、脂肪肝、冠心病、妇科疾病、妊娠疾病、产后疾病、乳腺疾病、月经疾病、小儿常见病等疾病的预防与调养，未来还将根据读者需求，陆续出版其他常见病的预防与调养书册，敬请广大读者关注。

编者

2016 年 8 月

编写说明

....

    随着社会的进步，经济的发展，人们的饮食结构及生活习惯发生了巨大的变化，高能量、高脂肪饮食的大量摄入及运动量的相对减少，使肥胖症患者越来越多。尽管我国的肥胖症发生率远低于欧美国家，但增长速度较快，肥胖症患者日益增多。

    肥胖症严重危害人体健康，由肥胖引起的并发疾病会加速人的衰老和死亡。同时，肥胖症也是导致高血压病、高脂血症、冠心病、脑卒中等多种疾病的危险因素。此外，肥胖症还可能引发一系列的社会和心理问题。因此，积极地采取预防和调养措施，已经刻不容缓。为了让更多的肥胖症患者了解肥胖的危害及患肥胖症后的调养方法，科学、有效地预防肥胖症，我们编写了这本《肥胖症预防与调养》。

    本书从认识肥胖症开始介绍了肥胖症的基本知识，让读者对肥胖症有基本的了解和认识。在简述基本知识的基础上，主要介绍了肥胖症的预防、饮食调养、运动调养、中药调养、推拿调养、拔罐调养、刮痧调养、艾灸调养、心理调养及生活调养等内容。所介绍的减肥方法，简单实用，操作方便，易于掌握。

    "爱心小贴士"从医生的角度，以一问一答的方式针对读者关心的预防、治疗、调养以及生活中的注意事项等方面的疑问给出解答，方便读者找到适合自己的预防及调养方案。

    本书内容通俗易懂，实用性强，书中介绍的方法疗效确切，适合广大群众、肥胖症患者及家属阅读，也可供医护人员参考使用。

    由于编写时间及编写水平有限，尽管编者尽心尽力，书中难免存有不足之处，恳请广大读者提出宝贵意见，以便再版时修订提高。

编者

2016 年 8 月

目 录

第六章

肥胖症的中医外治法调养　197

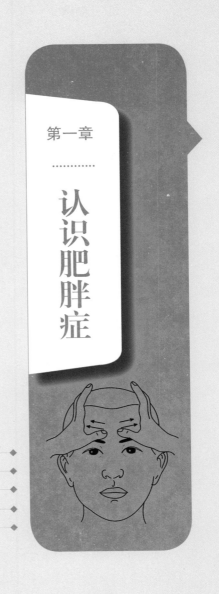

第一章

·············

认识肥胖症

一、肥胖症的定义与分类

◎ 定义

当进食能量大于人体消耗量，过剩的能量以脂肪的形式储存在体内，引起体内的脂肪细胞数量增多和体积增大，使体重超过标准体重20%，或体重指数≥25（国外男性以27，女性以25为高限）时便称为肥胖症。

◎ 分类

（1）**单纯性肥胖** 单纯性肥胖是各种肥胖中最常见的一种，占肥胖人群的95%左右。这种肥胖患者全身脂肪分布比较均匀，没有内分泌紊乱现象，也无代谢障碍性疾病，其家族往往有肥胖病史。其发病原因主要由遗传因素和营养过剩所致。此类肥胖分为体质性肥胖和获得性肥胖。

① 体质性肥胖：又称增生性肥胖，是由于脂肪细胞数量增加所致。此类患者一般有明显的家族肥胖病史。多数患者自幼肥胖，多与食欲旺盛、喂养过度有关。人在胎儿期第30周起至出生后1周岁，是脂肪细胞增殖最活跃的时期。这个时期，如果喂养过度、营养过剩，可导致脂肪细胞数目增多，从而引起肥胖。而脂肪数目增加是永久性的，成年以后，这些脂肪数目会保持终生。有学者调查发现，10～13岁的小胖子，长到30岁时，有88%的人变成了大胖子。所以，肥胖的防治应从婴幼儿时期就开始，10岁以前的儿童保持正常体重，是其成年后维持正常体重的基础。

②获得性肥胖：又称肥大性肥胖。一般是由于成年后营养过剩，身体内脂肪细胞肥大和数目增加所致。此类肥胖因为进食过多、热能消耗过少，使体内的脂肪体积增大，含脂量增加。正常人每个皮下脂肪细胞长度为 67～98 微米，含脂量为 0.6 微克。而肥胖者体内脂肪细胞长度达 127～134 微米，含脂量达 0.91～1.36 微克。脂肪细胞体积的增大有一定限度，当细胞体积超过这个限度不能再增大时，在摄食过多和消耗过少的条件下，就会出现脂肪细胞数量代偿性地增加，以使体内过剩的热能得以贮藏起来。当成人体重超过标准体重的 170% 时，不仅有脂肪细胞体积的增大，还有新的脂肪细胞生成，导致脂肪细胞总数的增加。而脂肪细胞一旦产生就不会消失，所以重度肥胖减肥非常困难。

对单纯性肥胖，必须在排除了水肿和肌肉发达等因素，并除外引起肥胖的原发病后才能诊断。

（2）继发性肥胖　继发性肥胖是由于内分泌紊乱或代谢障碍所引起的一类疾病，临床上很少见，仅占肥胖者的 2%～5%。这类肥胖者的肥胖只是疾病的症状表现之一，同时还伴有其原发病的临床表现。主要是继发于神经系统、内分泌系统及代谢紊乱性疾病，同时伴有肥胖症状。原发病包括皮质醇增多症、甲状腺功能减退症、性腺功能减退症、多囊卵巢综合征、胰岛 B 细胞瘤、垂体瘤等。这类肥胖的治疗，应着重治疗原发病，单纯运动或饮食疗法均不宜应用。

（3）药物性肥胖　有些药物在治疗疾病的同时，还有使人发胖的不良反应。例如，应用糖皮质激素类药物（如氢化可的松）治疗风湿病、哮喘等，可使患者身体变胖，特点是满月脸和向心性肥胖。治疗精神病的吩噻嗪类药物（如氯丙嗪），能刺激患者食欲，引起肥胖。三环类抗抑郁药，能直接作用于下丘脑，改善患者的抑郁状态，增进食欲，增加体重。这类肥胖患者不多，只占肥胖症的 2% 左右。一般而言，只要停止应用导致肥胖的药物，肥胖情况就会改善。但有些患者停用药物后依旧肥胖。

二、肥胖症诊断方法与标准

◎ **检测指标**

　　检测肥胖实际上就是检测体内的脂肪总量和脂肪的分布情况，一般通过身体的外表特征测量值间接反映体内的脂肪含量和分布，这些指标包括体重指数（BMI）、腰围（WC）和腰臀比（WHR）等。研究和试验中则采用更精确的方法，如计算机X线体层摄影（CT）和核磁共振成像（MRI）测量脂肪含量。

　　（1）体重指数（BMI）　BMI是与体内脂肪总含量密切相关的指标，该指标考虑了体重和身高两个因素，其计算方法是：BMI=体重/身高的平方，其中体重以千克计，身高以米计，单位是千克/平方米。BMI简单易测量，且不受性别的影响。BMI主要反映全身性超重和肥胖。但是对于某些特殊人群如运动员等，BMI就难以准确反映超重和肥胖的程度了。

　　（2）腰围（WC）　WC是反映脂肪总量和脂肪分布的综合指标，世界卫生组织推荐的测量方法是：被测者站立，双脚分开25～30厘米，测量位置在水平位髂前上棘和第12肋下缘连线的中点。测量者坐在被测者一旁，将测量尺紧围软组织，但不能压迫，测量周径读到0.1厘米。根据腰围诊断和检测肥胖症，判断哪些人需要控制体重，可信度较高。

　　（3）腰臀比（WHR）　WHR是腰围和臀围的比值。臀围是环绕臀部最突出点的身体水平周径。腰臀比是早期研究中评测肥胖的指标，腰围较腰臀比更简单可靠，现在更倾向于用腰围代替腰臀比来评测向心性脂肪含量。

　　（4）臀围（H）　H是臀部后最突出部位的水平围长。测定时并足直立，测量部位在臀部最宽处。使用软尺紧贴皮肤而不压迫软组织，以测量臀部的最大周径。

　　（5）CT和MRI测量　用CT或MRI扫描第4～5腰椎间水平计算内脏脂肪面积，根据扫描层面或节段的脂肪组织面积及体积来估测总体脂和局部体脂。

◎ 判断标准

不同的测量方法采用不同的判断标准。

（1）体重指数（BMI） 1998年WHO公布，BMI ≥ 25为超重，BMI ≥ 30为肥胖。但在亚洲有一个新问题，即在比西方人更低的BMI水平下就可出现严重的肥胖相关疾病。这可能是由于亚洲人的脂肪容易在腹部沉积所造成的。故2000年WHO特别为亚洲人制定了新的肥胖诊断标准，见表1-1。

表1-1　亚洲成人BMI标准及相关疾病危险性表

分类	BMI（千克/平方米）	相关疾病危险性
体重过低	< 18.5	低（但其他疾病危险性增加）
正常范围	18.5 ~ 22.9	平均水平
超重	≥ 23	增加
Ⅰ度肥胖	25 ~ 29.9	中度增加
Ⅱ度肥胖	≥ 30	严重增加

（2）腰围（WC） 腰围较腰臀比更简单可靠，现在更倾向于用腰围代替腰臀比预测中心性脂肪含量。WHO建议男性WC > 94厘米、女性WC > 80厘米为肥胖。中国肥胖问题工作组建议：对中国成人来说，男性WC ≥ 85厘米、女性WC ≥ 80厘米为腹部脂肪蓄积的诊断界值。

（3）腰臀比（WHR） WHR也被作为测量腹部脂肪的方法。白种人WHR大于1.0的男性和WHR大于0.85的女性被定义为腹部脂肪堆积，但腰围更适于检测腹型肥胖。

（4）CT和MRI测量 确定内脏脂肪过度堆积的"金指标"。通常以腹内脂肪面积100平方厘米作为判断腹内脂肪增多的界点。但这两项检查价格昂贵且不适用于群体调查。

三、肥胖症的病因病机

肥胖的病因迄今尚未阐明，有若干因素需要考虑，如遗传、神经系统、饮食生活习惯、代谢紊乱，特别是能量供需失调，以及内分泌调节功能失常等。具体发病机制是一致的，即能量摄入量多于机体消耗量，形成过剩，过剩的能量以脂肪形式贮存于机体，脂肪组织增多，导致肥胖。

◎ 遗传因素

肥胖常与遗传有关。据统计，双亲体重正常其子女肥胖发生率为10%；双亲中一人肥胖，子女肥胖发病率为50%；双亲均肥胖，子女肥胖发病率高达70%。同卵孪生儿在同一环境成长，其体重近似，即使在不同环境成长，其体重差别也小于异卵孪生子之间的差别。肥胖患者不但肥胖具有遗传性，而且脂肪分布的部位及骨骼状态也有遗传性。肥胖的遗传倾向还表现在脂肪细胞数目多和（或）细胞体积增大。

◎ 饮食、生活习惯及社会环境因素

肥胖者往往有饮食增多史，食量较大，喜食甜食或每餐中间加食导致能量过剩；在同等热能情况下，有睡前进食及晚餐多食的习惯；体力活动过少或因骨折、结核、肝炎或其他原因而卧床休息，热能消耗少而导致肥胖。尤其人到中年以后，体力劳动量逐渐下降，脂肪常储存在腹部与臀部；也有一部分人停止有规律的运动以后即发展成肥胖。此外肥胖者的能量消耗与正常人有明显差别，休息及轻微活动时动用能量较正常人少，同样饮食情况下合成代谢较正常人亢进，基础代谢率相对较低，造成能量消耗较少，导致肥胖。

社会环境改变和肥胖发生有一定关系。随着生活条件的改善，肥胖的发生率逐渐增加。而家庭教育与儿童肥胖有关。研究发现，独生子女或一家中最小子女容易肥胖。有部分家长错误认为婴儿喂养得越胖越好，小孩从哺乳期就营养过度，过分溺爱而养成不良习惯，如零食尤其

是糖果甜食太多，或不必要的营养药物刺激食欲而增大食量，同时缺乏必要的体育锻炼。现已公认儿童营养过度是造成儿童期及成年后肥胖的主要原因。

◎ 下丘脑与高级神经活动

饱食中枢位于下丘脑腹内侧核，摄食中枢位于下丘脑腹外侧核，它们之间有神经纤维联系，在功能上相互调节、相互制约。动物实验证明，这两个中枢受机体内糖、脂肪及氨基酸的影响。所以当下丘脑病变或体内某些代谢改变时可影响食欲中枢发生多食而导致肥胖。这是下丘脑综合征的主要原因。单纯性肥胖时多认为下丘脑有功能性改变。

大脑皮层高级神经活动，通过神经递质影响下丘脑食欲中枢，在调节饥饿感和饱食方面发挥一定作用。精神因素常影响食欲，食欲中枢的功能受制于精神状态。当精神过度紧张而肾上腺素能神经受刺激伴交感神经兴奋时，食欲受抑制；当迷走神经兴奋而胰岛素分泌增多时，食欲亢进。已知刺激下丘脑腹内侧核可促进胰岛素分泌，故食欲亢进；刺激腹中核则抑制胰岛素分泌而加强胰高血糖素分泌，故食欲减退。表明高级神经活动是透过自主神经影响下丘脑食欲中枢及胰岛素分泌，进而发生多食肥胖或厌食消瘦的。

◎ 内分泌因素

除下丘脑因素外，体内其他内分泌激素紊乱也可导致肥胖。其中胰岛素变化被公认为是肥胖发病机制中最关键的一环，其次为肾上腺皮质激素的变化。

（1）胰岛素　胰岛素是胰岛 B 细胞分泌的激素。其功能是促进肝细胞糖原合成，抑制糖异生；促进脂肪细胞摄取葡萄糖合成脂肪，抑制脂肪分解。后两种作用在肥胖症发病机制中特别重要。肥胖症患者胰岛素分泌特点为：① 空腹基础值高于正常或正常高水平；② 口服葡萄糖耐量试验过程中，随血糖升高，血浆胰岛素更进一步升高；③ 血浆胰岛素高峰往往迟于血糖高峰，故在餐后 3～14 小时可出现低血糖反应。

近年还发现，肥胖患者胰岛素受体数量及亲和力均降低，存在胰岛素不敏感性和抵抗性。由于存在胰岛素不敏感和抵抗，为满足糖代谢需要，胰岛素必须维持在高水平，而高胰岛素血症对脂肪细胞和脂肪代谢来说，会使脂肪合成增加，分解减少，使肥胖进一步发展。肥胖症者体重减轻至正常后，血浆胰岛素水平及胰岛素受体可恢复正常，表明这种改变是继发性的。

（2）肾上腺皮质激素　肾上腺皮质激素是肾上腺皮质束状带分泌的激素，在人体中主要为皮质醇。单纯性肥胖者可有一定程度的肾上腺皮质功能亢进，血浆皮质醇正常或升高；而在继发性肥胖中，库欣综合征患者血浆皮质醇明显增高。

由于血浆皮质醇增高，血糖升高，引起胰岛素升高，后者导致脂肪合成过多，而导致肥胖。由于躯干及四肢脂肪组织对胰岛素和皮质醇反应性不同，故呈向心性肥胖。

（3）生长激素　生长激素是垂体前叶分泌的一种蛋白质激素，具有促进蛋白质合成、动员贮存脂肪及抗胰岛素作用，但在作用的初期，还表现为胰岛素样作用。生长激素与胰岛素在糖代谢的调节中存在着相互拮抗作用。如果生长激素降低，胰岛素作用相对占优势，可使脂肪合成增多，造成肥胖。现已证实肥胖患者生长激素基础水平降低以及精氨酸、低血糖、饥饿和体育活动等刺激条件下分泌反应也是低水平的，结果在饥饿和体育活动时大量能量就不能来自脂肪分解。如禁食2天，正常人血浆生长激素从10微克／升上升到15微克／升，而肥胖者从2微克／升上升至5微克／升。这种变化会随着肥胖消失而恢复正常。

（4）甲状腺激素　甲状腺激素与肥胖症的关系尚不明确。肥胖者一般不存在甲状腺功能异常，即使肥胖者基础代谢率可能比正常人稍低，但也不代表甲状腺功能低下，只是偶见两者合并存在。

（5）性腺激素　男性激素主要为睾酮,90%以上由睾丸合成和分泌。女性可由卵巢、肾上腺皮质合成和分泌少许睾酮。雌激素和孕激素主要由卵巢合成和分泌。性激素本身并不直接作用于脂代谢。

女性机体脂肪所占百分率明显高于男性，除个别部位外，皮下脂肪一般比男性相应部位厚度增加 1 倍。在妇女妊娠期和绝经期、男性或雄性家畜去势后均可出现肥胖，但其机制尚不清楚。有学者认为，绝经期肥胖与垂体促性腺激素分泌过多有关。动物去势后胰岛增生肥大，胰岛素分泌增多，促进脂肪合成。除少数性腺功能低下性肥胖外，一般肥胖者不存在性激素分泌紊乱。

（6）胰高血糖素　胰高血糖素由胰岛 A 细胞分泌，其作用和胰岛素相反，抑制脂肪合成。肥胖患者胰高血糖素是否有紊乱还有待研究。

（7）儿茶酚胺　儿茶酚胺是由脑、交感神经末梢、嗜铬组织（主要是肾上腺髓质）生成的，能促进脂肪分解。大脑皮层通过儿茶酚胺及 5- 羟色胺调节下丘脑功能，交感神经通过儿茶酚胺调节胰岛素分泌。肥胖患者脂肪组织对儿茶酚胺类激素作用不敏感，但体重减轻后可恢复正常。

总之，肥胖的病因是多方面的，如遗传倾向、饮食习惯、体力活动减少及精神因素等。

四、肥胖症的临床表现

◎ 下腰痛和关节痛

这是肥胖者最多见的问题。主要是机械性损伤导致进行性关节损害和症状加重引起疼痛，但也有代谢的原因。如双手的骨关节病多发于超重患者，痛风也多见于肥胖患者。按体重指数（BMI）或腰围指标，下肢痛和关节痛的发生率及程度都与肥胖程度明显相关。

◎ 消化不良

超重者常见消化不良，这主要是腹部脂肪块造成的机械性影响。此外，也可能是由于发生裂孔疝的机会增多所致，而不是食管反流的作用。

◎ 尿失禁

BMI ＞ 30 千克 / 平方米的肥胖者往往表现为压迫性尿失禁。尿失禁是患者难以启齿的症状，老年人的发生率更高，给患者造成生活中的难堪和痛苦。平均 BMI 为 33.1 千克／平方米的妇女中，有 61% 发生尿失禁。

◎ 气喘

气喘是肥胖病患者的常见症状和特有主诉，肥胖病患者气喘的原因包括：肥胖导致原有呼吸系统疾病加重，呼吸道感染，特别是手术后感染明显增多以及肥胖本身的机械性和代谢性因素所致；肥胖导致呼吸道机械性压迫，患者往往感觉呼吸困难；此外，超重者需要吸入更多的氧气，呼出更多的二氧化碳，就像负重行走一样。

◎ 疲劳

疲劳是肥胖者的常见症状。移动臃肿的身体、打鼾导致睡眠质量差、睡眠呼吸暂停综合征引起低氧血症等都会使患者容易出现疲劳。体重超重加重了运动器官、骨、关节和肌肉的负担。同时，胸部的脂肪限制了呼吸运动的完成，关节周围的大量脂肪又限制了关节的活动，超重和脂肪沉积还使心血管系统的负担加重。这些使肥胖病患者稍一活动即感疲劳无力，只有通过减少活动来适应机体的状态，而这又使得机体的能量消耗减少，肥胖加重，形成恶性循环。

◎ 多汗

肥胖病患者皮下脂肪层肥厚，使体温不易以辐射和传导的方式散失出去。所以，只有靠出汗来降低体温，保持体温的恒定。

五、肥胖的危害与控制体重的意义

体重的增加会导致一系列与肥胖相关疾病的发生，对人体健康造成危害。而大量临床试验结果证实，减轻体重可以大大降低多种疾病的发生、减少死亡率，因此积极控制体重非常重要。

◎ 易患心血管病

研究表明，肥胖可能是冠心病的独立危险因素。肥胖程度和冠心病的危险性具有相关性，即使是中等程度的超重，冠心病的危险性也会增加。对亚洲人而言，即便是不太高的体重指数，也有较高的发病危险。大量研究结果表明，肥胖人群心血管病的患病率和死亡率明显增高。而降低体重则能明显降低心血管病的发生，并降低死亡率。冠状动脉造影证实，冠心病患者减轻体重后，冠状动脉病变得到了改善。

◎ 易患高血压病

肥胖也是引起高血压的危险因素。一项肥胖与高血压关系的研究发现，超重的中年人患高血压病的危险是同龄正常体重者的2倍。而青年人超重与高血压有更显著的关联。美国的一项研究调查表明，体重指数超过27的人，高血压的发病危险是正常体重者的3倍；而青年人超重和肥胖，患高血压的危险是正常体重者的6倍。有学者发现，体重的变化与收缩压有线性关系。体重每增加4.5千克，收缩压男性增加4.4毫米汞柱，女性增加4.2毫米汞柱。多数研究表明，体重降低能使血压显著下降。

◎ 易发生血脂异常

血脂异常在肥胖人群中很常见，尤其是腹部肥胖的患者。其特征是甘油三酯、低密度脂蛋白胆固醇升高，而高密度脂蛋白胆固醇降低。血脂异常与心血管疾病的发生密切相关。美国学者研究发现，20～75岁超重的美国人，高胆固醇血症的相对危险是正常体重者的1.5倍；而20～45岁超重者中，这种危险是非超重者的2倍。肥胖的高脂血症患者脂肪肝的发病率也增高，其原因是肥胖患者的体内脂肪酸易于向肝内转移。减轻体重能显著降低总胆固醇、低密度脂蛋白胆固醇、极低密度脂蛋白胆固醇和甘油三酯水平。

◎ 易患糖尿病

肥胖是2型糖尿病的一个重要危险因子。全身肥胖和腹型肥胖都是与 2 型糖尿病相关的重要危险因素。据美国糖尿病协会报道，轻度、中度及重度肥胖者患 2 型糖尿病的危险性分别是正常体重者的 2 倍、5 倍和 10 倍。研究表明，减重虽然不能使已经发生的胰岛功能障碍发生根本逆转，但对糖尿病的控制却有着极大的促进作用，可以减少降糖药的剂量，改善胰岛素抵抗，降低糖尿病患者的死亡率。

◎ 易患痛风

许多肥胖者喜欢食用高蛋白饮食，造成嘌呤代谢紊乱，其代谢产物尿酸产生过多，可在关节结缔组织沉积而成痛风结石，出现骨关节炎。减轻体重可调整机体代谢，有利于防止痛风发作。

◎ 易患呼吸系统疾病

中度肥胖患者常有通气不良，同时耗氧增加使二氧化碳滞留，引起呼吸性酸中毒。因长期缺氧导致红细胞增多，血液黏稠度增大，循环阻力增加，肺动脉压增高而导致肺源性心脏病。睡眠呼吸暂停在肥胖患者中也很常见，严重者还可发生猝死。减肥后可有效地改善人体通气功能，减轻睡眠呼吸障碍。

◎ 易患结石症

肥胖者与正常人相比，胆汁酸中的胆固醇含量增多，如超过了胆汁溶解度，就会并发胆固醇结石。据报道，患胆石症的女性中，50% ～ 80% 是肥胖者。30% 左右的高度肥胖者患有胆结石。减肥是预防结石症的有效手段。

◎ 易患癌症

肥胖者容易患癌症。女性肥胖者发生乳腺癌、子宫癌和宫颈癌的危险性增加 3 倍，患子宫内膜癌的危险增加了 7 倍。男性肥胖者患结肠癌和前列腺癌的危险性也明显增加。肥胖者控制体重是预防多种癌症的重要措施。

　　重度肥胖女性可有雄激素增加，可达正常人的 2 倍，雌激素水平也持续增高，可导致卵巢功能异常，不排卵者是正常人的 3 倍，闭经和月经稀少是正常人的 2 倍和 4 倍。雌激素的长期刺激，容易引起乳腺和子宫内膜异常增生而发生乳腺癌和子宫内膜癌，发病率是正常人的 3 ～ 4 倍。肥胖者减肥可改善机体内分泌状况，恢复卵巢功能。

第二章

....

肥胖症的预防

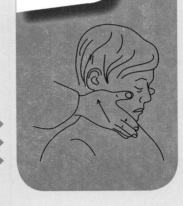

第一节　肥胖症预防原则

◎ 合理饮食

饮食调理是所有减肥方法的基础，是最基本的减肥方法。合理的饮食调控包括改变饮食的食量和结构。减肥饮食食谱的基本原则是低脂肪、低热能、适量谷物和优质蛋白质等。合理饮食即需要在保证营养素平衡的基础上减少每日总热能的摄入，使摄入的热能低于机体消耗的热能，让身体中的一部分脂肪氧化供能。

限制饮食不等于单纯限制谷类主食量。谷类中含有大量的淀粉，具有维持血糖水平的功能，食用谷类后血糖不会升高太快，也不会很快出现低血糖。谷类食物还含有大量膳食纤维，对预防癌症和降低血脂也同样具有作用。减少总的食量时，也会减少谷类主食量，但不要减少谷类食物所占食物总量的比例。减少热能摄入应当主要减少肥肉、动物内脏等脂肪量。鱼肉、瘦肉等优质蛋白质是减肥饮食中不可缺少的，这些优质蛋白质含有较多的必需氨基酸，适量优质蛋白质与谷类等植物蛋白的氨基酸起到互补作用，提高植物蛋白的营养价值。尤其是在控制总热能摄入时，机体处于热能负平衡状态，摄入优质蛋白质可以减少人体肌肉等瘦组织中的蛋白质作为热能而被消耗。同时，应增加新鲜水果和蔬菜在饮食中的比例，以避免食量减少引起维生素和无机盐不足。水果和蔬菜热能低且体积大，能让人产生饱腹感从而控制饮食。

治疗肥胖症和超重患者必须以控制饮食为基础，但单纯控制饮食而不配合增加体力活动等措施，减重的持续性和程度很难达到满意的程度。单纯控制饮食，虽然能使体重降低，但除减少脂肪组织外，肌肉也会减少，静息代谢率也同样可能降低，机体需要的热能减少，体内储存脂肪的消耗也同样会减少。所以，单纯控制饮食在使体重下降到一定程度后，体重下降速度就会减慢或者停止下降。若使已降低的体重进一步降低，就必须摄入更低热能的饮食，但极低热能膳食中的营养素无法满足机体需要，严重损害健康。因此，最有效降低体重的方法是在中等降低摄入热能的基础上，积极参加各种体育锻炼或体力劳动，使体重逐渐降低到目标水平。最好是每天饮食总热能比平时减少 1/4 ~ 1/3，每周体重降低 0.5 千克左右，同时增加运动量，使每天消耗的热能增加。

◎ 增加运动

运动疗法可以通过运动分解脂肪组织的甘油三酯，其分解释放的脂肪酸作为热能来源被肌肉组织所消耗，达到人体对热能的收支负平衡状态，从而减少脂肪，减轻肥胖。

单纯地进行饮食控制，长时间的忍饥挨饿会使患者感觉很痛苦，同时会发生组织蛋白丢失，损害机体健康。而且，长期低热能饮食会使本来就较低的基础代谢率变得更低，体质变得更差。相反，若不控制饮食只增加运动量，运动所增加的热能消耗会很容易地从饮食中得到补充，这样同样无法达到减肥的目的。因此，饮食控制必须与运动相结合。在控制饮食的同时，适当增加体育锻炼和体力活动，能促进脂肪的分解，减少体内蛋白质的丢失，并且增加蛋白质的合成，同时在减肥的同时增强体质。增加运动还可以振奋精神，使精力更加充沛，从而增强减肥的信心。适当地控制饮食加上体育运动有利于长期保持减肥成果，使体重不易反弹（表 2-1）。

◎ 行为矫正

行为矫正疗法与其他减肥方法不同，其强调从生活方式干预入手，从根本上促使患者改变与肥胖有关的不良行为方式和生活习惯，从而达到减肥目的并保持减肥效果。行为矫正的重点在于改变患者对肥胖的认识，了解肥胖的危害，纠正不良生活习惯，从根本上消除导致肥胖的危险因素。单独应用行为矫正疗法时，短期内就会见效，但过一段时间会有一定程度的反弹。将行为矫正与饮食控制和运动疗法相结合，采取"饮食控制＋运动＋行为矫正"的综合疗法，可以取得最好的减肥效果，并能防止体重反弹。

表 2-1　不同减肥措施对健康的影响

	控制饮食适当运动	单纯控制饮食
脂肪消耗	多	少
肌肉体重成分	增加	减少
体力	增强	下降
营养缺乏	不易发生	容易发生
基础代谢率	不变或增加	下降
精神状态	改善	变差
减肥计划的坚持	较易坚持	不易坚持
减重后反弹	不易发生	容易发生

此外，在以上三种减肥方法的基础上，根据每个人的不同情况，选择拔罐、按摩、中药等疗法，可以最大限度地发挥自然疗法的减肥优势，达到长期控制体重的目标。

第二节　常见并发症的预防

一、高血压

◎ 肥胖与高血压的关系

近年来，许多学者对肥胖与高血压的关系进行了大量的调查研究，结果发现胖人患高血压病较瘦人患高血压病多 2 ～ 3 倍。他们还发现，不论在儿童或成年人，也不论在发达或不发达社会，体重或体重指数〔体重指数 = 体重（千克）÷ 身高的平方（米²）〕均与血压呈显著正相关，与腰围和臀围的比例也呈正相关。可靠的前瞻性研究已经证明，一个时期内体重增加快的个体，其血压增高也快。我国的南北方人群对比研究结果，无论是单因素或多因素分析均证明了体重指数偏高是血压升高的独立因素。

肥胖是饮食、遗传与运动诸因素共同作用的结果。饮食中摄入的总热能超过了机体消耗的能量，往往导致肥胖。而饮食及运动均是可向有利方面改变的因素。现研究证明，轻型高血压患者只要能通过改善饮食结构，适当增加活动量就能使血压下降，并可多年维持在正常范围内。这也反证了体重与血压的关系，提示对高血压的治疗除药物治疗外，非药物治疗也是十分必要和有效的。体重影响血压的机理目前尚不十分清楚，有学者认为，肥胖者往往有高胰岛素血症，它可导致钠潴留。肥胖者往往进食热能过高，过多的碳水化合物可引起交感神经兴奋，激活体内肾素－血管紧张素系统（RAS），导致血压升高。减轻体重有利于降低血浆中去甲肾上腺素及肾上腺素水平，降低 RAS 活力，利于降低血压。所以，从防治高血压的角度看，必须提倡合理饮食和适当运动，防止饮食中摄入的总热能超过机体的消耗量，否则将导致肥胖而发生高血压。

◎ 肥胖患者高血压病的预防

对肥胖者的高血压治疗，从限食和运动疗法相配合的减重开始，如果减重有效而未获降压效果及不能减重者，要尽早进行药物治疗。早期非药物干预的主要措施包括如下几方面：

（1）减肥、控制体重　超重和肥胖是高血压的独立危险因素，减肥、控制体重有利于降低血压和减少降压药的剂量。其有效措施：一是节制饮食，减少每天的热能摄入，因肥胖者往往进食热能过高、过多的碳水化合物而引起交感神经兴奋；二是增加运动，消耗体内过多的脂肪，一般可采用慢跑、散步、游泳、做体操等方法，减轻体重有利于降低血浆去甲肾上腺素及肾上腺素水平，这对于伴有高血压的肥胖患者尤为重要。

（2）低盐饮食　对于高血压患者应采用中度限盐饮食，即每日摄入食盐为 1.5 ~ 3.0 克。低盐饮食对钠敏感性高血压患者疗效好，可提高降压效果，减少降压药剂量，但对钠抵抗的高血压患者效果较差。

（3）限制饮酒　每日少量饮酒对血压影响不大，但每日饮酒量超过 40 克乙醇（酒精）者，高血压患病率和脑卒中发生率大大提高。据统计，重度饮酒者脑卒中死亡人数比不经常饮酒者多 3 倍。由此可见，限制饮酒、提倡不饮酒和少饮酒，对高血压病的防治是有所裨益的。

（4）体力运动　经常坚持体力活动可预防和控制高血压。多数研究指出，耐力性运动或有氧运动有中度降压作用，如快走、跑步、骑自行车、游泳、滑雪等。而无氧运动如举重、角斗等，降压效果不明显。

二、冠心病

◎ 肥胖患者并发冠心病的原因

肥胖与冠心病之间的联系可能是由于肥胖同时存在心血管危险因素所致，如血脂异常、血压增高、葡萄糖耐量下降等。肥胖者摄取过多热能，在体重增加的同时，增加血胆固醇，并伴随血压的升高，使动脉粥样硬化病变加重。另外，肥胖者体力活动减少，当冠状动脉形成斑块后不易形成侧支循环。再者，肥胖者由于心排血量增加而氧耗量增加，当运动时肥胖者的氧耗量将 2 倍于正常体重者，故肥胖者易发作劳力型心绞痛。

◎ 肥胖患者并发冠心病的预防

肥胖合并冠心病提倡预防为主，预防做得好，可晚发病或不发病。预防要做到：

（1）去除诱发心脏病的精神因素，缓解抑郁状态，降低心理负荷，防止与肥胖相关的糖尿病、高血压等疾病的发生。

（2）不同的冠心病类型要采取不同的活动方式和活动量，急性心肌梗死禁止活动，心绞痛的稳定期与活动期要区别对待，什么时间运动、怎么运动、运动量多大要听医嘱。现在国外提倡运动处方，我们也在做这项工作。

（3）控制饮食。有人提倡每天全吃水果和蔬菜，这不好，因为水果和蔬菜中的蛋白质和糖不能维持一个人的正常活动。肥胖者如何控制饮食，应该听医生的。毅力对控制饮食是非常重要的，饥饿的时候美食的诱惑是非常大的，在这种情况下能控制饮食，才是最大的本事。若在饭前吃一碗水煮白菜，或水煮菠菜，放一滴香油，加一点点盐，肚子吃饱了，受到的诱惑就小了。

（4）减肥的药物治疗。在减肥的某一阶段，听医嘱用药物减肥是必须的，不能自己随便吃药。

（5）积极控制冠心病发病的危险因素，除戒烟酒外，还要控制血脂、血压、糖尿病，去除引起继发性肥胖病的原因，这对腹型肥胖非常重要。

三、糖尿病

◎ 肥胖患者易得糖尿病的原因

体重指数与 2 型糖尿病之间的相关性是毋庸置疑的。那么，肥胖患者为什么容易得糖尿病呢？ 其根源在于胰岛素抵抗。大量的流行病学调查表明，肥胖者存在着明显的胰岛素抵抗，其标志为代偿性的高胰岛素血症，而体重减轻后，机体胰岛素敏感性可以改善。

当然，仅以体重指数作为肥胖的参考指征也是不够的，因为脂肪组织的分布对其代谢起着决定作用。最近研究表明，腹型肥胖者内脏脂肪堆积与胰岛素抵抗关系更为密切。有人报道，影响老年人胰岛素敏感性的多种因素中，腹内脂肪因素占 51%，而年龄因素仅占 1%。

人体不同部位脂肪组织脂肪分解速度不一，周围皮下脂肪最快，腹部皮下脂肪次之，腹内脂肪最慢。腹型肥胖形成后，大量的游离脂肪酸和甘油进入肝脏，多方面影响机体物质代谢，构成了 2 型糖尿病的风险因素。

◎ 肥胖的 2 型糖尿病患者的预防

对于肥胖的 2 型糖尿病患者的预防，也是应从饮食和运动入手：

（1）**饮食**　饮食疗法是 2 型糖尿病的一项基本预防措施，适当节制饮食可减轻胰岛 B 细胞负担，有利于糖尿病的预防。饮食疗法主要原则是限制总热能摄入，各营养素分配比例为"二高"（高碳水化合物、高粗纤维）、"四低"（低糖、低盐、低脂、低胆固醇）、"一平"（蛋白质）。

（2）**运动**　是 2 型糖尿病的一项重要预防措施，适度的体力活动可增加能量消耗，减轻体重特别是腹部、躯干的脂肪聚积，增加肌肉和脂肪对葡萄糖的利用，减少肝糖原分解从而降低血糖，增加胰岛素的敏感性。2 型糖尿病患者高死亡率和高致残率大多数是因动脉硬化所致冠心病、脑卒中（中风）和周围血管病变，而有规律的运动对冠心病的危险因素有防护作用，可改善的因素有血浆脂蛋白水平、高胰岛素血症、高血糖、某些凝血因子参数和血压。

但 2 型糖尿病患者运动时有一些潜在的危险性。当胰岛素分泌严重不足时，运动可使高血糖加重，易引起酮症，而对正在使用胰岛素或磺酰脲药物治疗的患者易引起低血糖。当患有微血管病变时，运动能使血管扩张力减低，毛细血管通透性增加，易产生蛋白尿。过度运动可使血压上升，增加视网膜出血的危险性。

总之，运动疗法必须按病情而定，对那些超重的 2 型糖尿病患者最有效，而血糖太高、胰岛素用量太大、有酮症、有严重心和肾合并症及高血压或伴发热、严重感染、活动性肺结核，运动疗法为禁忌。有微血管病变应慎重。如无禁忌证，运动形式可根据患者的意愿做出决定，如散步、游泳、健身操、太极拳等，每次运动时间应持续 20 ～ 30 分钟，每周运动 3 天为宜。

再者，为避免运动时发生不可控制的低血糖危险，2 型糖尿病患者应做到认识低血糖反应的早期表现，携带葡萄糖片或高碳水化合物饮料，避免脱水，并佩戴能表明其糖尿病身份的胸章、卡片或手镯。不建议晨起重度运动。

四、高脂血症

◎ 肥胖易导致高脂血症的原因

高脂血症是最常见的肥胖并发症，肥胖是影响血脂水平的主要因素之一，体重指数与血脂升高程度呈正比，肥胖中高脂血症的检出率为 23% ～ 40%，远远高于普通人群。肥胖易致高脂血症的原因主要是由于胰岛素抵抗。肥大的脂肪细胞膜上胰岛素受体对胰岛素不敏感，而且单位面积的胰岛素受体减少，肥胖时胰岛素敏感性减少到正常时的 1/5，而受体数可减少到正常时的 1/10。从而导致脂蛋白脂酶活性下降；极低密度脂蛋白（VLDL）合成和清除障碍；肝脏甘油三酯酶活性下降；低密度脂蛋白受体活性下降；高密度脂蛋白减少等。这是肥胖者脂代谢紊乱的主要原因。

◎ 肥胖合并高脂血症的非药物预防

非药物干预对肥胖合并高脂血症的控制有相当重要的意义。非药物干预的核心在于减重。当肥胖减轻后，胰岛素抵抗和高胰岛素血症的循环就会打破，高甘油三酯血症就会逐渐恢复正常。那么，如何进行减重呢？

首先，要对患者强化饮食指导，最基本的是限制脂肪、控制总热能。饮食中以总脂肪含量少于 30%，饱和脂肪少于 10% 为宜。

此外，运动不仅能帮助患者达到理想体重，而且能降低甘油三酯浓度，提高胰岛素的敏感性，增进糖耐量。最后，限制单糖食用和限制饮酒也有相当的作用。

肥胖合并高脂血症患者应用哪些药物进行治疗？

对于非药物干预无效以及严重的高脂血症患者，应当配合进行药物治疗。目前常用的降脂药主要有四类：

（1）胆酸结合树脂，如考来烯胺（消胆胺）。

（2）他汀类药物（HMG-CoA还原酶抑制剂），如辛伐他汀（舒降之），普伐他汀（普拉固），主要降低胆固醇。

（3）贝特类药，如吉非贝齐、非诺贝特、苯扎贝特，主要降低甘油三酯。

（4）烟酸类。

此外，部分中药对高血脂有一定的治疗作用。但是，患者应当谨记在医生的指导下合理用药。

五、脂肪肝

◎ 肥胖易导致非酒精性脂肪肝的原因

超过 60% 的肥胖患者有大泡性脂肪变，大部分非酒精性脂肪肝患者有肥胖。大多患者无症状，只是在出现肝酶异常时才发现脂肪肝，脂肪肝可以存在 30 年以上而不发展为严重的肝病。体检除肥胖以外，可能有轻度肝肿大。21% ~ 63% 的患者有无症状性肝酶升高。

有研究表明，脂肪肝在儿童期即可出现，儿童期肥胖程度与脂肪肝患病率之间有直接关系。通过超声检测，儿童腹部皮下脂肪厚度＞ 30 毫米者，脂肪肝患病率可达 44.4%。因此脂肪肝可作为肥胖的进展期表现。尽管肥胖引起的脂肪肝表现为良性病程，但有 1/3 的患者可出现肝细胞坏死性炎细胞浸润及肝纤维化，这种情况也被称为非酒精性脂肪性肝炎。此类患者多为中年女性，同时伴有其他慢性病，如高血压和关节炎等。病理改变与酒精性脂肪肝相似。

肥胖引起脂肪肝主要是由于脂肪组织增加，游离脂肪酸释放增加所致。肥胖患者同时常合并有糖尿病，脂肪肝甚至先于糖耐量异常而出现，除胰岛素因素外，肥胖者还存在脂肪摄入增多，外周脂肪组织动员增加，肝脏合成甘油三酯增加而极低密度脂蛋白的合成相对不足，导致脂肪从肝脏排出障碍，再加上肝内脂肪分解代谢降低等因素，促使肝内游离脂肪酸增加，其他如高血脂和体重骤降引起外周组织脂肪动员增加，也可导致游离脂肪酸升高。目前发现游离脂肪酸有很高的细胞毒性，可损害细胞膜、线粒体和溶酶体膜等，引起肝细胞超微结构破坏，而且能明显加强细胞因子的毒性作用，导致肝实质细胞脂肪变性、坏死、炎细胞浸润和纤维化等改变。

◎ **肥胖患者合并非酒精性脂肪肝的预防**

（1）祛除病因　酒精性脂肪肝应戒酒，并给予足够的蛋白质饮食，能有效减少肝内脂肪的堆积；妊娠期脂肪肝应及时终止妊娠；蛋白质热能不足性营养不良患者要充分补充营养物质，尤其是蛋白质的补充；对全肠道外营养的患者，如有可能应尽量缩短时间，或使非蛋白饮食所提供的热能减少到1/3，也可缩短每日的输入时间，有学者建议每日时间应在8～12小时；肥胖和糖尿病者则应减肥，减肥要有计划，主要通过运动和饮食调整来完成，切忌体重突然减轻；尽量不要长期大量使用皮质激素。

（2）调整饮食　饮食的合理化是脂肪肝治疗很重要的一部分。饮食应以高蛋白为主，加适量脂肪和碳水化合物，如摄入不含脂肪的食物，脂肪酸可从糖类及氨基酸等物质合成。糖类摄入过多可增加胰岛素的分泌，促使糖转化为脂肪。肥胖引起的脂肪肝患者更应从节制饮食开始。热能供给的多少主要取决于原有体力活动的水平，要避免严重的负氮平衡。

（3）锻炼　运动量适当增加对脂肪肝的治疗和饮食调整有同样的重要性。2小时内行走12公里才能真正起到减肥的目的。也可以使用健身器等辅助器材，减少全身脂肪的堆积。5个月内将体重减到标准体重，可以使脂肪肝消失。

（4）药物治疗　目前对脂肪肝还没有特效药物，但一些可改善血糖、降低血脂和保护及稳定肝细胞膜的药物也用于脂肪肝的治疗。如二甲双胍、胰岛素增敏剂等具有减重、降低胰岛素和降糖作用。

① 非诺贝特：可降低血中的甘油三酯和胆固醇，从而减少血脂在肝内堆积，使脂肪肝得到缓解。常用剂量为每次 0.2 克，每日 3 次，口服。

② 胆碱类药物：肝细胞内脂滴的存在会改变细胞膜的超微结构，受到损害的细胞就不能得到磷脂合成所需的充足能量，而磷脂又是细胞膜和亚细胞膜的基本组成成分，在细胞再生中发挥重要作用。胆碱是磷酸胆碱的前身物质，在脂蛋白合成中有重要作用，可以使脂蛋白增加，促进甘油三酯的排出。常用氯化胆碱每次 1 克，每日 3 次，口服；或静脉注射复方胆碱，每次 2 毫升，每日 1 ～ 2 次。

③ 还原型谷胱甘肽：商品名泰特（TAD）。在慢性肝脂肪变中，由于肝内谷胱甘肽的减少，导致了肝脏的解毒功能下降。静脉补充还原型谷胱甘肽能明显改善患者的肝功能指标，如转氨酶。

④ 肉毒碱乳清酸盐：商品名疗尔健。肉毒碱乳清酸盐复合体在体内分解为肉毒碱和乳清酸更易被肝细胞吸收。乳清酸是核酸合成的前体，是促进损伤细胞增殖蛋白合成的很重要的物质；而肉毒碱是脂代谢的生物兴奋剂，能促进肝脏游离脂肪酸的 β 氧化。因此可以促进肝细胞的增殖，恢复肝酶，改善症状。

⑤ 熊去氧胆酸：多用于慢性活动性肝炎和肝内胆汁淤积症的治疗。有研究表明，给予熊去氧胆酸每日 13 ～ 15 毫克 / 千克，12 个月，患者脂肪变明显逆转，且各项异常的肝功能指标转为正常。

⑥ 二十碳五烯酸（EPA）：多用作抗凝剂和血小板聚集抑制剂。实验研究表明，EPA 明显减轻肝脂肪变的程度，可能是其可抑制肝内甘油三酯合成和增加肝血流量。该药仍处于实验研究阶段。

⑦ 保肝药物：益肝灵对肝细胞膜有稳定作用，有利于肝细胞恢复正常，可长期服用。目前还有一些新药如肝得健等也用于脂肪肝的治

疗，疗效有待进一步观察。

⑧ 中医中药：绞股蓝多苷可以降低血脂，对脂肪肝的恢复有一定的帮助。葛花在我国常作为解酒药，有研究表明，葛花提取液能抑制乙醇（酒精）等导致的肝内甘油三酯的升高，有望成为治疗酒精性脂肪肝的有效药物；甜菜碱也有类似作用。

六、 睡眠呼吸暂停综合征

◎ 什么是睡眠呼吸暂停综合征

睡眠呼吸暂停综合征（OSAS）是指睡眠时鼻腔、口腔气流间歇性中断，暂停持续 10 秒以上。呼吸气流降低至正常气流强度 50% 以上，并伴有氧饱和度（SaO_2）下降。OSAS 多见于中年以后，体重超过标准20% 者中有 2/3 患有 OSAS，而大多数 OSAS 患者均为肥胖症，平均体重 114.7 千克 ±30 千克，体重指数平均为 31.1，且 BMI 增高与病情严重程度密切相关。肥胖患者有 45% ～ 55% 打鼾，有些患者本人不知道自己有睡眠时打鼾和睡眠呼吸暂停，往往是同室居住的人观察到的。现在认为严重打鼾常伴发 OSAS，习惯性打鼾者 32.9% 有中度 OSAS，30.6% 有严重 OSAS。

◎ 肥胖患者易导致睡眠呼吸暂停综合征的原因

肥胖患者脂肪堆积，颈部相对来说短、粗，上气道口径小，同时气道松软，使上气道易于闭陷，当呼吸气流通过狭窄的气道时，引起咽壁颤动，发生鼾声，鼾声大小与舌的位置有关，且受体位影响，卧位时软腭和舌根后坠，打鼾最易发生，且与呼吸暂停交替出现。睡眠时上气道狭窄可导致睡眠呼吸暂停综合征（OSAS）发生，同时不可避免地出现打鼾，大多数患者在打鼾许多年以后才出现 OSAS。高度肥胖患者由于体重增加，作用于胸廓和腹部，使胸壁顺应性减低，从而增加呼吸系统的机械负荷，结果使功能残气量（如呼气末肺容量）降低，特别是卧位时明显。低肺容量通气的一个重要后果是某些气道（尤其是位于肺底部的气道）在部分或甚至整个潮气量呼吸时处于闭合状态，结果导致肺底部肺泡通气不足，动脉氧分压降低，二氧化碳分压增加。然而，大多数肥胖患者中枢性呼吸驱动代偿性增加，可维持正常的动脉血氧分压（PaO_2）和动脉二氧化碳分压（$PaCO_2$），少数肥胖患者可出现慢性高碳酸血症、低氧血症，最终导致红细胞增多、肺动脉高压、右心室肥大，甚至右心衰竭。肥胖患者有白天嗜睡，则称之为肥胖通气不足综合征，OSAS 是这些患者的特征，有些患者即使没有呼吸睡眠暂停，但睡眠时的通气不足可促进其病程发展。

◎ 肥胖合并睡眠呼吸暂停综合征的预防

超重的睡眠呼吸暂停综合征（OSAS）患者应首选减肥，控制饮食、戒烟、避免饮酒、增加运动，逐渐减轻体重。体重减低10%，沉积在上气道周围的脂肪减少，使上气道管径增大，利于开放，能有效地改善症状，减少睡眠中呼吸暂停的次数和时间。睡眠时应避免仰卧位，体位及枕头的高低以维持上气道通畅为宜。必要时可给氧，解除低氧血症对大脑的损害。

药物治疗难以起到很好的效果，对于严重的患者，可采用正压通气、口腔正畸及矫治器治疗或选择手术治疗，目前较常用的手术有悬雍垂腭咽成形术和舌成形术，在危及生命的患者可选用气管造口挽救生命。

♥ 爱心小贴士

睡眠呼吸暂停综合证都有哪些危害？

睡眠呼吸暂停综合征（OSAS）其实并不是睡觉打呼噜那么简单，它会对机体产生巨大的影响和危害。OSAS的特征为发作性夜间窒息和清醒交替，可导致一系列的病理生理变化及临床并发症，最常见的为睡眠时反复发生低氧血症及高碳酸血症，严重者可使血pH下降，这可对机体产生多方面的影响。

低氧造成脑损害，可出现头晕，记忆力、定向力减退，反应迟钝或急躁，可有性格改变、抑郁或易怒、思想不集中、幻觉、性功能减退或阳痿等，行动障碍常表现重复做一种单调动作，过后又遗忘。

低氧还可引起体循环血管收缩，导致高血压，据统计，38%的OSAS患者伴有高血压，其特异性表现为睡醒初时血压增高，起床活动后恢复正常，以后进而发展成持续性高血压。

低氧也可引起肺血管收缩、肺动脉高压产生，发生率为10%～15%，中度OSAS甚至达44%，可至右心室肥大、右心功能衰竭。

此外，低氧可发生迷走神经性心动过缓、心肌缺血，可产生心绞痛、心律紊乱，甚至猝死。低氧还可刺激红细胞增生、血黏度增高，引起继发性红细胞增多症。

最后，高碳酸血症可加重发绀，并出现头面部静脉扩张，它可使头痛、头昏加剧，心跳增快，也加重精神神经症状。

第三节　特殊人群肥胖症的预防

一、儿童肥胖症

◎ 儿童单纯性肥胖症

儿童单纯性肥胖症是与生活方式密切相关，以过度营养、运动不足、行为异常为特征的全身脂肪组织过度增生堆积的一种慢性疾病，排除先天遗传性或代谢性疾病及神经和内分泌疾病引起的继发性病理性肥胖，而是单纯由某种生活行为因素所造成的肥胖。

判断儿童肥胖的标准有以下几种：

（1）以身高与体重的比例计算方法　有体重／身高、体重／身高的平方。

（2）直接以体重计

根据世界卫生组织（WHO）制定的标准来判断：

体重超过同性别同身高标准体重的10%——超重儿；

体重超过同性别同身高标准体重的20%——轻度肥胖；

体重超过同性别同身高标准体重的30%——中度肥胖；

体重超过同性别同身高标准体重的50%——重度肥胖。

（3）按身高测体重　以营养良好的儿童为对象，利用同等身高人群的第80百分位数的体重为代表所制定的标准。标准中规定：以此体重标准作为100%，加减10%均属正常范围。体重超过10%属超重，超过20%为肥胖。这个标准由世界卫生组织（WHO）推荐，可供妇幼卫生应用的身高标准体重限于学龄前儿童使用。我国在1985年全国学生体质与健康研究中应用这个方法为学龄前儿童少年制定了相应的身高标准体重。

（4）皮下脂肪测量　常用测定部位为左上臂三角肌中点，其次为肩胛骨下方，测量后根据正常平均值判定肥胖程度，一般认为超过正常平均值的2个标准差为肥胖。

◎ 引起儿童肥胖的原因

（1）不良饮食习惯、营养过剩　肥胖病的主要原因为过食，摄入的热能超过了消耗量，致使剩余的热能转化为脂肪而积聚于体内。有学者认为，肥胖也是一种与饮食行为密切相关的行为性疾病，进食的频率和次数，食物的选择和数量，烹调的方式等，都将影响热能的摄入量。肥胖儿童存在着许多易致肥胖的饮食行为特点，如进食速度快、狼吞虎咽、临睡前进食、看电视时进食以及非饥饿状态下因为视觉效应而进食等，爱喝甜饮料及爱吃甜点心也是肥胖儿童的特点之一。众多的不良饮食行为使肥胖儿童每日平均热能摄入量明显高于正常体重儿童。

（2）运动少　目前孩子的学习负担越来越重，加上父母对孩子较高的期望值，在正常学习之外，还要附加没有体力活动的音乐、字画之类的学习，这就是剥夺了孩子室外体力活动，更容易使过剩的热能转变为脂肪组织。再则，城市高层住宅的发展和现代小家庭结构，孩子有了自己活动房间，也促使孩子室外活动减少。现代科技的发展，使电视、游戏机等静止娱乐活动增加，更减少了孩子运动，有助于增加脂肪。孩子胖了就不爱运动，不爱运动更容易长脂肪，形成恶性循环。

（3）遗传因素　临床研究和动物实验证明，肥胖小儿往往有家族发病史，如果双亲均肥胖，其子女肥胖发生率可高达 70% ~ 80%；双亲之一肥胖，其子代为 40% ~ 50% 发生肥胖。

（4）社会心理因素　孩子在学业上的超负荷，导致心理压力增加，产生紧张情绪。这会导致孩子过量进食来缓解紧张情绪。

（5）中枢神经摄食区域病变　中枢神经调节因素在正常人体存在精密的能量平衡调节功能，控制体重相对稳定。动物实验证明，机体的饥饿感与胃酸分泌、胃蠕动、血糖及血中氨基酸水平等有关，控制中枢在下丘脑腹外侧核，而饱满中枢在下丘脑的腹中央核。在下丘脑之上有更高级的食欲控制中枢。肥胖患者上述调节机制失衡，而致机体超过正常需求，摄入过多。

（6）其他诱因　① 感染（尤其是轻度非细菌性炎症）；② 使用空调；③ 高龄母亲的子女；④ 生活在受到污染的环境中；⑤ 免疫因素。

◎ 儿童单纯性肥胖的特征

任何年龄小儿均可发生肥胖，但最常见于婴儿期，5 ~ 6 岁和青春前期。

肥胖儿多数自幼食欲极佳，多食善饥，进食速度快，狼吞虎咽，临睡前进食，看电视时进食以及非饥饿状态下因为视觉效应而进食，爱喝甜饮料及爱吃甜点心等。外表和同龄儿比较高大肥胖，皮下脂肪分布均匀，面颊、乳部、肩部以及腹部较显著。四肢以大腿、上臂粗壮，手背厚，手指长而尖为特征。男孩因会阴部脂肪堆积将外生殖器遮埋，显得阴茎短小，常被误认为外生殖器发育不良，腹部皮肤可有紫色条纹，严重肥胖者在臀部外侧及大腿部皮肤也可见到同样紫纹。

肥胖儿骨龄发育较早，身高略高于同性别同年龄儿，肥胖儿的身高和年龄有关。一般认为13～14岁以后除个别发育仍高大外，大部分等于或略低于同性别同年龄健康儿。肥胖儿一般发育较早。少数男孩外生殖器小，青春期延迟，女孩外生殖器多无异常，月经不延迟。肥胖儿智力正常，但性格孤僻，有自卑感，不好动。

◎ 儿童容易发胖的三个阶段

（1）**婴儿期**　1岁以内的婴儿期，活动范围小，睡眠时间长，吃的食物营养丰富，加上不会说话，哭闹时家长一味地喂食，就很容易造成肥胖。婴儿期肥胖的儿童，以后随着活动范围和运动量的增加，肥胖现象能够改善。但是也有不少儿童持续发胖，一直维持到成年。因为婴儿时期是体内脂肪活跃增殖期，如果营养过度，脂肪数目增多，可以导致终身肥胖。

（2）**学龄初期**　中度以上的肥胖儿童，开始发胖的年龄在5～6岁。这个时期的儿童，主要是不良生活方式形成的阶段。一方面传统的饮食陋习，使得家长总担心孩子吃得太少，身体瘦弱而生病，于是每天让孩子随心所欲、毫无节制地大量进食。另一方面，西方的饮食模式也在干扰着儿童的饮食，各种洋快餐和甜饮料，致使摄入的热能过多，加上运动过少，静坐时间长，体内多余的热能转化为脂肪，造成肥胖。我国肥胖儿童中，一般都爱吃肉食，爱喝饮料，喜欢吃洋快餐，不爱吃蔬菜，不愿运动。

（3）**青春前期**　这个时期的青少年新陈代谢旺盛，生长所需要的营养量也增多，但因为食欲旺盛，如果进食过多，尤其是高热能饮料摄入过多，活动又少，就可能造成入大于出，过剩的热能就会转化为脂肪，导致肥胖。青春期体重与成年期体重有很强的关联性。如果父母至少有一位超重，超重的青少年，长大成年会超重的几率高达 70% ~ 80%，容易变成难治性的高度肥胖。

◎ 儿童肥胖的预防

（1）**饮食调控**　儿童肥胖的饮食调控不同于成年人，完全或严格限制饮食不适用于儿童。限制饮食时，必须照顾到儿童生长发育的需要。肥胖儿童的饮食应以低热能、优质蛋白、适量糖类、低脂肪为宜，同时还要保证维生素和无机盐的供给。可用糙米、全麦、玉米当主食，既能减少热能摄入，又能吃饱。

肥胖儿童饮食热能的控制一定要充分考虑到儿童生长发育的需要。要在不影响基本热能和营养素的前提下，逐步减少热能供给，限制糖和脂肪摄入，使体重逐步下降到不超过身高体重标准的 10% 左右，以后按维持热能供给。一般建议减肥期各年龄组每日摄入热能如下：< 5 岁，2510 ~ 3344 千焦（600 ~ 800 千卡）；5 ~ 10 岁，3344 ~ 4184 千焦（800 ~ 1000 千卡）；10 ~ 14 岁，4184 ~ 5020 千焦（1000 ~ 1200 千卡）。

① 充足的蛋白质。为了满足儿童的正常生长发育需要，必须保证饮食中有正常量的优质蛋白质，如鱼、瘦肉、奶、蛋、豆制品等。蛋白质的摄入应保证每天每千克体重不低于 2 克。

② 适当限制脂肪。儿童的生长发育需要一定的必需脂肪酸，脂溶性维生素的吸收也要有脂肪摄入做保证，饮食中不能完全限制脂肪。适量的脂肪还可以增加患儿的耐饿性。但是，动物内脏、肥肉、油炸食物、冰淇淋、巧克力、奶油蛋糕等要严格限制。

③ 限制糖类。含糖高的糖果、甜点、饮料等应限制食用。

④ 足量膳食纤维和维生素。鼓励孩子多吃富含维生素 C 的新鲜蔬菜和水果，因为维生素 C 能降低脂蛋白，增加蛋白酶的活性，降低血脂。应选择体积大、膳食纤维丰富、热能低的蔬菜，如芹菜、黄瓜、萝卜、豆芽、大白菜、西红柿、冬瓜等。

⑤ 限盐。食盐摄入量应减至正常儿童的一半左右，以减少水钠潴

留，并能降低食欲。

⑥ 水分。保证每日 4 ~ 6 杯水，以满足机体正常生理需要。

（2）体育锻炼　运动可增加热能消耗，促进脂肪分解和肌肉中蛋白质的合成，防止因节食所致的肌肉萎缩，增强心、肺功能。剧烈运动会引起食欲增加，不利于饮食控制，所以应选择低强度、能持续时间较长的有氧运动。

肥胖儿童可选择的运动方式有慢跑、中速或快速步行、骑自行车、游泳、滑冰、滑雪、各种球类运动、踢毽子、跳绳、舞蹈等。选择运动形式要兼顾儿童的年龄和性格特点，注意安全性，增加趣味性、技巧性。在步行和跑步中重要的因素是距离而不是速度。

每次运动前应先做准备活动，即热身运动。中间要有短时间的休息。运动结束后必须有恢复运动，即冷身运动。运动强度应根据不同个体情况制订，一般活动强度应由弱到强逐步增加，使运动时心率达到最大心率的65%。每天运动时间在1 ~ 2小时，每周运动5天，休息2天。运动减肥不能急于求成，整个运动减肥疗程一般在3个月左右，使减肥的任务在3个月内平均分配。

（3）行为矫正　肥胖儿童的减肥必须要有家长的参与，为了帮助孩子减肥，家长要学习掌握一些有关方面的知识，如不买高糖、高脂、高热能食物，纠正孩子的偏食，督促其增加体育运动。协助创造有助于肥胖儿童持续控制体重的环境。通过与肥胖儿童交谈，分析产生肥胖的原因，让肥胖儿童认识到肥胖对健康的危害、控制饮食和运动减肥的意义，启发他们主动减肥的意识，激励患儿的自信心。帮助肥胖儿童制订行为矫正方案，明确实施计划，设定减肥目标，制订奖励和惩罚措施。减肥时也要取得老师和同学的配合、监督和鼓励。减肥期间可用记日记的形式，让肥胖儿童写出自己的体验和减肥中遇到的困难，记录减肥所取得的成绩，对未来美好生活的设想与期待。有条件的家庭可以让肥胖儿童参加减肥夏令营，在集体活动中建立良好的生活习惯，与其他患儿交流减肥经验和心得，互相促进，互相督促。

儿童单纯性肥胖都有哪些危害?

（1）对心血管系统的影响　单纯性肥胖症儿童的收缩压、舒张压、心率明显高于正常儿，肥胖症机体脂肪组织大量增加，致使组织的血管床增多，血液循环量及心输出量增加，心脏负荷加重，左心厚，随着肥胖程度的加重，血压逐渐升高。肥胖患儿往往有肾上腺皮质分泌增加，机体有一定钠、水潴留，这就更增加了血液循环量，加剧了高血压。由于肥胖儿体脂增加后，相对内脏组织缺氧，加之神经传导功能障碍，窦房结功能不稳定，心脏收缩力和顺应性下降，这不仅影响了儿童期心脏功能，而且由于这种顺应性降低很难随体重下降而恢复，为成年后心脏疾患奠定了基础。

（2）对呼吸系统的影响　肥胖者胸壁的顺应性和可动性减低，与瘦者相比需要更大的努力才能使吸气达到负压。在未做额外的努力时，潮气量减少，结果有CO_2储积和嗜睡。肥胖者长期持续血容量增加及高血压，可致左心室肥厚。25%肥胖者在安静时有肺动脉高压，50%患儿在运动时出现，当夜间出现呼吸暂停时肺动脉高压加重，重者导致右室肥厚及肺源性心脏病。肥胖婴儿肺换气不足可能是呼吸系统疾病发病率增加的原因。

（3）对内分泌系统的影响　①糖代谢紊乱：肥胖患儿家族中有糖尿病遗传基因者较易发生糖尿病。肥胖症糖耐量曲线呈高而延长的曲线。肥胖持续下去，胰岛素分泌增高，糖耐量逐渐下降，饭后2小时血糖高于正常，继之空腹血糖升高，先是饭后尿糖阳性，继之早晨空腹尿糖及24小时尿糖均阳性，成为明显糖尿病。②甲状腺功能：肥胖儿三碘甲状腺原氨酸（T3）、甲状腺素（T4）水平比正常儿降低，而促甲状腺释放激素（TSH）正常。说明甲状腺功能有所降低，可能是由于肥胖儿体内β内啡肽增强，抑止了T3、T4的分泌。最终可能引起甲状腺功能减低症，并影响到儿童的最终身高。③性腺功能：肥胖症儿童的睾酮、雌二醇水平比正常儿童明显增高，其中雌二醇水平增高最为明显。研究表明，肥胖儿童的性发育较正常同龄儿成熟早，性激素含量高。④生长激素：肥胖儿童伴有血脂水平的增高，血中酮体与游离脂肪酸（FFA）生成的增加，对人体生长激素的分泌有强烈的抑制作用，使得肥胖儿童身高低于正常儿童。

（4）对消化系统的影响　近10年来许多学者认为，单纯性肥胖者血总胆固醇、甘油三酯、低密度脂蛋白、载脂蛋白等升高与动脉粥样硬化的发生密切相关。研究发现，进入肝脏脂肪的量超过肝脏的酯化和氧化能力或肝脏合成低密度脂蛋白障碍，则肝脏合成的内源性甘油三酯就不能以脂蛋白形式进出肝脏，甘油三酯在肝细胞内外堆积，形成脂肪肝。儿童单纯性肥胖症伴有脂肪肝较为常见，尤多见于血脂升高者，且伴有血碱性磷酸酶（AKP）的升高，并可发展为肝纤维化和肝硬化。

（5）智力下降　在单纯性肥胖儿童中，大脑动脉收缩期峰值血流速度、舒张期末血流速度和平均血流速度，明显低于正常非肥胖儿童；单纯性肥胖的儿童脑血流动力学发生改变，动脉血流速度减慢，单位时间内脑血流减少，从而引起脑组织缺氧，因此导致智力下降。

（6）儿童运动能力和应激反应能力低下　肥胖儿童的最大耐受时间、最大氧耗均低于正常儿童，有氧能力降低，使得肥胖儿童行动迟缓，进行体育活动时动作迟缓，降低运动能力。肥胖儿童由于身体反应迟钝，对各种应激反应能力低下，易于发生各种外伤、车祸等意外，易于发生骨折及严重的肢体受伤。

（7）导致心理问题　肥胖儿普遍由于体型变化产生自卑感，缺乏自信心，自我感觉差，自我评价低，不愿意参加集体活动，这对于开阔视野，增长见识，提高分析问题、解决问题的能力都是不利的，久而久之，会越来越不合群，而形成心理障碍，表现为焦虑、孤僻等。

二、女性肥胖症

◎ 女性容易发胖的时期

女性一生中，青春期、妊娠期及产后、绝经期后这3个时期最容易因为脂肪堆积而发胖。

（1）青春期　12～18岁是女性的青春发育期。这阶段的女青年，由于受雌激素的影响，身体会逐渐变胖。女孩进入青春期以后，卵巢开始发育，雌激素和孕激素大量分泌，促使女性皮下脂肪增多，乳腺发育使乳房隆起，骨盆变宽，胸、肩、臀部的皮下脂肪变得丰满，呈现出女性特有的美丽体态。此时是少女最美的阶段。如果此时有内分泌异常或营养过剩，则可发生肥胖。

正常情况下，一定量的体脂是月经初潮的基础。初次月经的来潮与年龄和身体发育有密切关系。有人调查发现，9～15岁少女月经初潮时体脂量占体重的21%～24%。12岁以上未来月经者，体脂量较已经来潮者低，并且在体脂量增加到一定程度才来月经。

一般情况下，青春期女性的脂肪增多，并非吃得过多所致，而是由于性激素分泌增加引起的。不能将正常的体重增加当成肥胖。适度的脂肪对于少女的健美有着重要的意义。一定量的皮下脂肪可使皮肤光滑而无皱纹，富于弹性而不松弛，造就女性红润光洁的肌肤。脂肪还能促进脂溶性维生素的吸收，而脂溶性维生素对皮肤的健美也起着重要的作用。皮下脂肪的堆积，还能为女性将来的生育储备一定的热能。适度进食一定量的脂肪对于保证少女的生理功能和健美曲线都很有必要。正常发育期的女青年切不可为追求所谓的"苗条"而过分节食，以免影响身体健康。

（2）妊娠期及产后　怀孕时体重增加是正常的，有人统计过1180例正常妊娠妇女，平均体重增长10.6千克。妊娠期体重的增加，随着怀孕周数不同而不同。怀孕第16周之前，体重平均增加不到2千克，但第16周至临产时，平均体重增加9千克。当妊娠期间体重超过一定限度时，增加的脂肪超过胎儿及孕妇自身的需要，脂肪沉积比例相对增多，导致产后脂肪堆积。曾有人观察486例初产妇，妊娠期体重平均增长12.5千克，其中有4千克是脂肪。美国学者认为，正常妊娠总体重增长平均值为13千克，但30周前不应超过9.5千克，以后每周增长1千克，体重最大增加限度可达19.5千克。

孕期体重增加过多是导致产后肥胖的主要原因。调查发现，有14%～25%的孕妇在产后体重增加超过5千克，她们在孕期体重增加超过 18 千克。

（3）绝经后　许多妇女在绝经后发胖。可以说，几乎所有绝经后妇女都比绝经前要胖。有的人在绝经前就肥胖，绝经后变得更胖；有的是在绝经期开始肥胖。美国学者研究发现，绝经期妇女如果不经常运动和控制饮食，则经过 4 年半时间平均增加 2.4 千克脂肪。绝经期肥胖妇女的脂肪主要囤积在腹部。

◎ 女性肥胖的原因

（1）妊娠　妇女在妊娠期最容易发生肥胖，因为妊娠本身就有脂肪蓄积和肥胖的倾向。怀孕期间过量饮食，特别是过食高糖、高脂饮食，导致营养过剩；体内雌激素增加，促进脂肪储存，可造成肥胖。孕期肥胖很容易导致产后肥胖。产后活动量减少导致热能消耗减少；内分泌亢进，如肾上腺及脑下垂体功能亢进导致脂肪蓄积，分娩后腹壁松弛，腹肌弹性减退，易使脂肪沉积，同时哺乳期为了增加乳汁，过度滋补，导致产后肥胖。

科学家发现，产后肥胖与产后肥胖基因有关，身体里带有"825T"基因的妇女容易在产后 1 年内发胖，而体内没有这种基因的妇女能在产后很快恢复到正常体重。研究表明，欧洲妇女中有约 1/3 的人带有"825T"基因，东亚妇女有近一半人带有这种基因，黑人妇女中有 80%的人有这种肥胖。体育锻炼是抵抗"825T"的有效方法。研究显示，带有"825T"基因的产后妇女，进行锻炼比不锻炼的人能明显减肥。当然，体内没有"825T"基因的妇女在产后无须锻炼就能较快恢复原有体形。

（2）不良生活方式　任何年龄段妇女的肥胖，都与饮食过量、运动过少有关。处于青春期的少女一般食欲较旺盛，如果进食过多高糖、高脂肪、高热能饮食，造成入大于出，过剩的热能转化为脂肪，造成肥胖。另外，青春期的少女从原来的活泼好动变得温柔文静，活动量减少，势必造成热能的摄入大于消耗，促使身体发胖。妊娠期和产后"坐月子"的妇女，每天都进食大量高热能、高蛋白饮食，使摄入的热能远远大于需要，加上极少运动，又使热能消耗大为降低，最终使体内脂肪含量大幅度增加。老年妇女的常见关节病变和腰腿痛，使运动功能受限，热能消耗减少，也是造成肥胖的原因。

◎ **女性肥胖的危害**

（1）**易发生妇科疾病** 由于肥胖对人体的内分泌及代谢功能有一定影响，而且使人体免疫系统功能降低，所以肥胖妇女常出现妇科疾病，如卵巢功能不全、不孕症等。

临床发现，肥胖妇女常伴有月经失调，表现为月经稀少，甚至闭经。肥胖伴月经失调妇女往往存在下丘脑—垂体—卵巢功能失调，如多囊卵巢综合征。肥胖妇女与相同年龄正常体重妇女比较，卵巢功能差，多数伴有月经异常。

（2）**肥胖对妊娠的影响** 肥胖妇女发生妊娠并发症较正常妇女高3倍。最常见的妊娠并发症有妊娠高血压、妊娠高血糖症、尿路感染等。日本学者研究发现，非妊娠时体重指数在24以上的肥胖孕妇，妊娠高血压发病率为初产妇27.2%、经产妇14.3%。而非妊娠时体重指数在18～24的正常体重孕妇，妊娠高血压的发病率为初产妇8.4%、经产妇5.1%。妊娠高血压综合征如果治疗不及时可发生抽搐、意识障碍等先兆子痫危症，从而危及母子生命。此外，肥胖孕妇流产率也比正常体重者高。

妊娠期肥胖者分娩时容易伴发各种并发症。肥胖者由于腹壁伸展性差，子宫内腔增大障碍，从而容易引起胎盘功能不全，分娩时宫缩不好而出现难产，增加剖宫产比率。肥胖孕妇的肌力差，产道因脂肪堆积而狭窄，也会使产程延长，增加器械分娩和侧切机会。

（3）**易发生感染** 比起正常体重者，肥胖妇女有更多发生感染的机会。肥胖者体内铁、锌等微量元素含量低于正常人。铁和锌缺乏都可损害免疫系统，导致淋巴细胞功能降低，杀菌力下降，容易发生细菌感染。

（4）**易发生癌症** 肥胖女性乳腺癌和子宫内膜癌的发病率是正常人的3～4倍。这是因为肥胖女性雌激素产生与代谢和正常人不同。脂肪组织是雌激素蓄积场所，也是血浆雄激素转化为雌激素的主要部位。肥胖女性体内雌激素水平增高，长期的雌激素增高，可刺激乳腺和子宫的异常增生，从而导致乳腺癌和子宫内膜癌的发病率明显增加。

（5）胎儿死亡率高　孕期肥胖不仅对孕妇自身的健康不利，还会影响到婴儿的健康状况。美国研究人员发现，肥胖孕妇患妊娠期糖尿病、胎儿超重，以及接受剖宫产的比例大大增加，这意味着不仅她们自己日后患糖尿病的风险显著加大，对于胎儿的生长发育也有不利影响。肥胖女性孕育的胎儿，出生前、出生后的死亡率都比正常体重者高。有人做过统计，妊娠第 20 ～ 30 周，体重增长 5.4 ～ 7.25 千克者，新生儿死亡率最低；体重增长 7.25 ～ 9.1 千克者死亡率可加倍；若增重超过 9.1 千克，则出生死亡率增加 3 倍。过分超重的胎儿也很难进行产后护理，在加强监护的过程中死亡的可能性也加大。妊娠肥胖者巨大胎儿的出生率高于非肥胖孕妇，为胎儿今后的肥胖留下后患。

◎ 女性肥胖的预防

（1）预防肥胖须从婴儿开始　婴儿时期是人体内脂肪细胞增生最活跃的时期，如果此时多摄取高热能饮食，使体内热能过剩，脂肪细胞数目过度增加而造成终身肥胖。婴幼儿时期是培养一个人饮食好恶的重要时期。如果此时家长不懂得科学喂养，让孩子过食高脂、高热能饮食，孩子逐渐建立起对这种饮食的喜好，长大后就很难控制。

（2）孕期及产后注意饮食控制　女性肥胖中有近一半发生在孕期及产后。30 岁以后的妇女在生育期最易发生肥胖，此时一定要科学合理安排好饮食。膳食平衡是饮食的基本原则，要在保证摄取足够的营养，满足母婴需要的前提下，避免营养过剩。科学合理的饮食应是荤素搭配，多吃蔬菜、水果和粗粮，尽量不吃油炸食品、甜点、肥肉、动物内脏，不饮含糖饮料等。产后坚持母乳喂养，可促进新陈代谢和营养循环，还能将体内多余的营养成分运送出来，不断消耗孕期体内积存的脂肪，有效预防剩余性肥胖的发生。

（3）增加运动　增加运动适用于各年龄段的女性减肥。青春期女孩不宜采用节食减肥，可以通过加强体育锻炼，增加热能消耗来控制体重的过度增加。产后妇女适当运动可促进新陈代谢，增加脂肪分解，避免体内热能蓄积，是预防剩余性肥胖的重要措施。产后 2 ～ 7 天，就可以开始在床上锻炼腹肌和腰肌，这对减少腹部、臀部的脂肪有明显效果。绝经后妇女也应有适当的体育锻炼。绝经后运动可调整神经和内分泌功能，也是避免肥胖的最有效方法。

（4）调节心理平衡　青春期女孩学业压力大，很容易出现心理失衡。有的女孩为了消除精神紧张而采取过量饮食的方法，这种现象可能到了青年期会更显著。出现这种情况，就要通过调节心理平衡来控制饮食。绝经期妇女一般情绪波动很大，容易心烦急躁，有的人用多吃东西来缓解情绪上的变化，这样是不可取的，必须努力克服。处于绝经期的妇女应该学习有关绝经期卫生保健知识，认识到绝经期是人生旅途的一个必经阶段，从而消除思想顾虑，稳定情绪，心情舒畅地工作和生活，可顺利地度过绝经期，也能避免肥胖的发生。

❤ 爱心小贴士

如何科学、正确地减肥？

（1）食欲亢进、爱吃零食的肥胖女性，可考虑应用食欲抑制药物，如西布曲明，疗程以3～6个月为宜。体重可以减轻5%左右。也可以应用一段时间的芬氟拉明。上述药物必须在医师的指导下应用，并定期检查。

（2）对于以腹部和臀部脂肪蓄积过多，且患有高血压、心脏疾患或精神疾患的肥胖患者，可考虑应用奥司利他（赛尼可）、双胍类药物抑制脂肪吸收，也可起到良好的效果。

（3）有些中年女性由于雌激素缺乏和停经也可以引起肥胖和水、钠潴留，可适当加用少量利尿药物，减轻水肿，并采用激素替代疗法，也可以减轻体重。

（4）部分女性患者由于妊娠或自身免疫引起甲状腺功能减退，也可引起体重增加和肥胖，可以适当补充甲状腺素解除症状、控制体重。

（5）个别超级肥胖（BMI＞35）的女性可考虑手术或胃内球囊置入术。

三、老年肥胖症

◎ **老年肥胖的原因**

（1）**体力活动减少**　老年人随着生理功能下降，肌肉减少，加上关节病变的增加，使运动能力下降，新陈代谢率减慢，热能消耗减少，过剩的热能转化为脂肪，储存在全身脂肪库中。

（2）**饮食因素**　无论哪个年龄段，过度饮食都是发生肥胖的主要原因。经常食用含糖和脂肪丰富的食物，造成热能摄入超过消耗，使脂肪合成增多，是导致老年肥胖的重要原因。

（3）**内分泌因素**　老年人内分泌发生异常变化与继发性肥胖关系密切。

① 胰岛素抵抗。胰岛素有促进脂肪合成和抑制脂肪分解的作用。肥胖者体内脂肪细胞膜上单位面积的胰岛素受体密度减小，亲和力降低，受体对胰岛素不敏感或发生胰岛素抵抗。为了满足糖代谢的需要，胰岛素就必须维持在高水平浓度，这样就造成恶性循环，使脂肪合成过剩而加重肥胖程度，并且常导致糖耐量降低，甚至引发糖尿病。肥胖患者减肥后血浆胰岛素可下降。

② 垂体功能低下。进入老年期后，垂体功能低下，生长激素、促甲状腺素和促性腺激素等减少，引起甲状腺和性腺功能低下，造成脂肪分解减少、合成增多，代谢率降低，形成肥胖。

③ 肾上腺皮质激素变化。肾上腺皮质功能亢进时，皮质醇分泌增多，促进糖原异生和血糖增高，因而刺激胰岛素分泌增多，造成脂肪合成增加而肥胖。

（4）**机体衰老所致身体成分改变**　由于衰老，老年人的身体组成成分发生变化。这种变化主要表现为体内水分减少，脂肪组织增多，肌肉萎缩。25 岁的青年人，脂肪占身体组成成分的 15%，细胞内水分占42%。而 75 岁老年人，脂肪占 30%，细胞内水分降到 33%。脂肪量的增龄变化，男性比女性更明显。当老年人进食热能超过消耗量时，多余的热能极易转化为脂肪，使人变胖。

（1）**饮食控制** 老年人不宜采用极低热能膳食。每日总热能可控制在 5020 ～ 6270 千焦（1200 ～ 1500 千卡）。主要是限制脂肪摄入量，尤其是严格限制动物脂肪和其他含饱和脂肪酸的油类，同时应注意补充足够的无机盐和多种维生素。蛋白质的摄入量应保证每日每千克体重不少于 1 克。为减轻饥饿感，可增加蔬菜和粗纤维食物。同时注意三餐规律，晚餐应早吃、少吃，延长咀嚼时间，不吃或少吃零食。

（2）**运动锻炼** 老年人的运动计划要因人而异，要考虑个人的年龄、身体状况、兴趣爱好，并且要在医生的指导下开展运动。肥胖的老年人在控制饮食的基础上，适当增加体育运动，特别是有氧运动，可以促进心血管健康，增加胰岛素作用，这些比单纯靠节食降低体重更重要。老年人适合低强度、长时间的有氧运动。高强度运动时利用糖原产生热量，可增进食欲，不利于饮食控制。而且老年人一般心血管功能差，极易导致心血管急性事件发生。低强度长时间的有氧运动主要消耗脂肪。散步、慢跑、打太极拳、骑自行车、健身操等都适合老年人。老年人实施运动计划前要做体格检查，对健康状况做出全面评估，才能选择合理而有效的运动方法，在运动计划实施一定时间后要做复查，以便观察运动效果有无负效应。老年人的运动应循序渐进，运动量由小到大逐渐增加，还要选择合适的运动时间，饭后、身体不适时、天气寒冷或烈日下均不宜运动。

（3）**纠正不良行为习惯** 大多数肥胖老人都存在长期不良的生活和饮食习惯，但自己却往往意识不到。食物的烹调方法、进食方式都与肥胖有一定关系。少吃煎、炒、炸的食物，采用蒸、炖、煮的方法，可以减少烹饪过程中脂肪的增加。减慢进食速度、增加咀嚼次数能有效地减少食物摄入量。要改变不吃早饭，中午和晚上进食过多的不良习惯。因为人在晚上和夜间热能消耗比白天明显减少，如果晚餐进食过多，就会使多余的热能以脂肪的形式储存起来，导致肥胖。因此，应改变三餐分配方式，在低热能的前提下，适当增加早餐和午餐的比例，尽量减少晚餐量。肥胖老年人每日可做饮食记录，加强自我监测。家庭成员如能对其进行监督和帮助，则减肥效果会更好。

老年肥胖都有哪些危害？

老年性肥胖，使人体各器官负担增加，常有乏力、心悸、气短、怕热、多汗、水肿、关节疼痛，容易疲劳，不能耐受体力劳动，甚至失去生活自理能力。肥胖还可伴有多种并发症，使患者的生活质量明显下降。即使是轻度和中度肥胖，尽管病人可以没有任何自觉症状，但患高血压、糖尿病、冠心病、高脂血症、关节病及癌症的危险性也比正常人高。

（1）糖尿病 国外流行病学调查证实，肥胖是糖尿病最大的危险因素。长期持续肥胖，糖尿病发病率明显增加。可以说，糖尿病是肥胖者长期代谢失调的并发症。在一般人群中糖尿病的发病率为1%，超重20%者糖尿病发病率为2%，超重50%者糖尿病发病率可达10%。肥胖的老年人容易发生胰岛素抵抗，刺激胰岛分泌更多的胰岛素来满足机体需要，久而久之就会使胰岛B细胞增殖、肥大，造成高胰岛素血症。长期的刺激使胰岛B细胞功能逐渐减弱，造成胰岛素分泌不足而发生2型糖尿病。

（2）心血管疾病 肥胖的老年人发生高血压病、高脂血症、冠心病的危险均增加。肥胖的老年人心脏负荷加重，容易造成心肌肥厚、高血压、冠心病。

（3）肺功能障碍 严重的肥胖患者由于胸壁和腹腔脂肪组织增加，肌肉相对乏力，使呼吸运动受限，肺通气不良，换气受限，呈现低换气状态，使肺内气体交换减少，血氧浓度降低，二氧化碳浓度增加，严重者可出现呼吸性酸中毒。肥胖患者循环血容量增加，心输出量、心搏量增加，加重左心负荷，造成高搏出量心力衰竭，构成肥胖病肺心综合征。主要表现为呼吸困难、不能平卧、间歇或潮式呼吸、心悸、发绀、水肿、嗜睡等。老年肥胖患者睡眠呼吸暂停的发病率高。严重的肥胖患者常有白天困倦嗜睡，一方面是因为合并低氧血症，另一方面是由于夜间睡眠呼吸暂停导致睡眠不足。

（4）关节病　肥胖的老年人由于骨关节系统长期负荷过重，下肢和脊柱容易发生增生性关节炎，常出现腰腿疼痛。关节疾患又反过来限制了肥胖老人的活动。肥胖的老年人体重减轻后，腰腿疼痛的症状也能减轻或消失。

（5）癌症　肥胖的老年人癌症的发病率增高。男性易患结肠癌、直肠癌、前列腺癌。女性易患子宫内膜癌、卵巢癌、宫颈癌、乳腺癌。

（6）其他　肥胖老年人脂肪肝、胆囊炎、胆石症、痛风、下肢静脉曲张的发病率增高。肥胖老人对创伤、手术、麻醉、感染的应激能力较差，一旦发生创伤或感染，往往病情重，病程长，伤口愈合慢，病死率高。

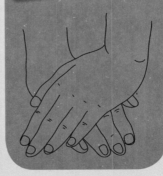

第三章

肥胖症的饮食调养

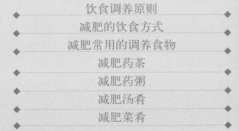

一、饮食调养原则

◎ 控制总热能的摄入

减肥者对热能的控制，一定要循序渐进、逐渐地降低，切忌骤然猛降或降至最低安全水平以下。减肥者膳食供给的热能，必须低于机体实际消耗的热能，即必须供给低热能膳食，以便造成机体热能的负平衡，促使肥胖症者长期摄入的热能被逐渐消耗掉，直至机体恢复到正常水平为止。

◎ 足够蛋白质的摄入

蛋白质比脂肪和淀粉更容易让人产生饱腹感。所以蛋白质是减肥的秘密武器。摄入足够的蛋白质，不但对身体肌肉有利，还能加速脂肪燃烧，同时增加饱腹感。即摄入同样量的蛋白质、脂肪、淀粉，最让人有饱腹感的一定是蛋白质。要求供给的蛋白质为优质的，如瘦肉、家禽肉、蛋类、鱼类、乳类、豆类及豆制品等。

◎ 限制脂肪摄入量

脂肪产热量高，为蛋白质、糖类的 2 倍多。减肥者的脂肪摄入量，以控制在占总热能的 20% ~ 25% 为宜。每日烹调油的用量，以控制在 10 ~ 20 克为宜，同时还要忌用或少用肥腻食物（如猪、羊、牛、鸡肥肉等）、奶油、黄油、巧克力等。饮食中胆固醇的供给量，每人每天应低于 0.03 克。

◎ 限制糖类摄入量

糖类摄入过多，可在体内转化为脂肪，于减肥不利；而糖类摄入过少，一方面不利于蛋白质的合成与利用，另一方面也不利于脂肪氧化成二氧化碳和水，会产生酮体，对健康不利。所以，减肥者应限制糖类的摄入量，其供给量以占总热能的 40% ～ 55% 为宜。一般，主食的供给量，控制在每天 150 ～ 250 克范围内为宜，并且以谷类为主，可多吃杂粮如燕麦片等，但在饮食中要忌用或少用糖果、甜食、甜饮料等。

◎ 多吃水果蔬菜

水果和蔬菜为低热能、多纤维食物，除补充维生素外，还有充饥的作用，有利于减肥。可用拌芹菜、拌菠菜、拌圆白菜、拌萝卜丝、拌小白菜、拌莴笋等，交替食用，每天要用 500 克以上；水果可用苹果、香蕉等。

◎ 限制食盐及嘌呤的摄入

食盐有引起口渴和刺激食欲等作用，可引起水钠潴留而增加体重，多食对减肥治疗不利，减肥者每天食盐供给量以控制在 3 ～ 6 克范围内为宜。嘌呤有增进食欲和加重肝肾代谢负担等作用，含嘌呤多的动物内脏如肝、肾、胰、心、脑等，应尽量少吃。

◎ 限制饮酒及食用刺激性食物

酒，特别是过量饮酒，对肝脏有损伤作用，也会影响脂肪及糖的代谢，于减肥不利，故提倡减肥者戒酒。辣椒、咖喱、芥末等刺激性食物，有刺激胃液分泌、增加饥饿感、提高食欲、增加食量等作用，对减肥不利，故应少用或不用。

◎ 注意烹饪方法

减肥者的副食烹饪方法，宜采用蒸、煮、炖、汆、烩、拌等方法，应避免使用油煎、油炸及爆炒等方法，因后者含脂肪较多而又刺激食欲，不利于减肥治疗。

　　少吃或不吃零食，尽量少吃甜食和含糖饮料，吃饭要细嚼慢咽定时定量进食，有条件可采用少量多餐制的进食方法等，这些良好的习惯，均对防治肥胖有利。

　　对肥胖症的预防，比治疗更有效。成年人，特别是中年以后，随着年龄的增长，机体热能的需要量也随着减少，如与青年时期相比，40 ～ 60 岁应减少 5% ～ 10%，60 岁以上应减少 20% 为宜。所以，随着年龄的增长，应随时调整每天摄入的热能总量，及时避免体内的热能过剩，防止肥胖的发生。

二、减肥的饮食方式

　　医学研究表明，如果一个人膳食不合理，营养过剩，就会发胖。肥胖不仅影响人的形体健美，而且还是诱发心血管病、糖尿病及结石等现代文明病的因素之一。近年来，国外许多专家、学者对通过控制饮食减肥的途径进行了广泛而深入的研究，提出了不少对减肥行之有效的饮食方式，现简单介绍如下。

　　日常就餐时减慢进食速度，可以起到减肥的作用。医学减肥专家经过观察发现，同样的食物同样的量，肥胖男子常于 8 ～ 10 分钟吃完，而消瘦者却用 13 ～ 16 分钟吃完。研究者指出，食物进入人体，血糖就要升高，当血糖升高到一定水平，大脑食欲中枢发出停工信号时，快食者往往已经吃了过多的食物，所以会引起肥胖。因此，减肥者在吃饭时要细嚼慢咽，减慢进食速度，这样可有效控制食量，以起到减肥的作用。

　　汤除了能滋润肠胃，帮助消化，促进食欲外，很重要的一点还在于它有一定的食疗作用。饭前喝汤与吃别的营养丰富的菜相比，摄入的热量要少 50 千卡，因此对那些节制饮食的减肥者来说，如在 1 周中，有 4 次吃饭时饭前喝汤的话，那么坚持 10 周，他们的体重将会减轻。

◎ 少食多餐

医学专家认为，少食多餐可使空腹时间缩短，可防止脂肪积聚，有利于防病保健，增进人体健康。国外医学专家研究证实，每天食 3 餐的学生与每天食 5 ~ 6 餐的学生相比，前者皮下脂肪要厚得多。这表明空腹时间越长，造成脂肪积聚的可能性就越大，更容易使人发胖。故不吃早餐者，发胖的危险性更大。所以减肥者不要不吃早餐，不要忘记少食多餐。

◎ 早食

医学专家在饮食减肥研究中发现，在人体饥饿之前提早进食，是一种有效的饮食减肥法。如果在饥饿之前吃东西，常可控制胰岛素的分泌。而胰岛素可调节人体内糖类的吸收，同时对食物转化为脂肪和脂肪积累起着一定的抑制作用。另外，正餐前进食，可使人在正餐时食欲大减，从而减少食物摄入量，达到减肥的目的。

◎ 分食

这是国外营养学家研究提出的一种新式减肥法，它主要是要求减肥者在每一餐进食中，不能同时吃某些食物。比如，人们在吃高蛋白、高脂肪的荤菜时，可以食用一种蔬菜，但不能喝啤酒，不能吃面包等糖类食品。究其原因，主要是人体脂肪还可由蛋白质、糖转化而成，人们在食用高蛋白食品时，不食用糖类，人体也就不易因脂肪增加而发胖了。

◎ 蔬菜餐

蔬菜餐是指以蔬菜、水果为主，完全不吃或基本不吃谷类或肉类食品，以大大降低膳食的总热能与脂肪摄入量。因为肉类食品很容易转化为脂肪，脂肪在人体内储存起来而使人肥胖。而蔬菜中的蛋白质或糖类少，不易转化为脂肪，特别是不含糖分的绿色蔬菜对减肥更为有效。

◎ 三餐均衡

减肥的人一日三餐要定时定量，早餐一定要吃，晚餐一定要少吃。不吃早餐，中餐对付，晚上大餐，这样不利于减肥。不吃早餐的人，一上午要忍饥挨饿，一旦有机会吃东西，便会多吃，或可能在午饭前吃一些高糖、高油脂的零食。这样一天下来，会比平时摄取更多的热能，倒不如把一天的热能摄取量平均分为 3 顿或 4 顿吃，使血糖不至于忽上忽下，比较容易控制食量。人们常见的体重过重的人常是不吃早餐的人。

三、减肥常用的调养食物

◎ 玉米

玉米又称苞米、包谷、玉蜀黍，是禾本科一年生草本植物玉米的子实。被世人公认为"瘦身减肥杂粮"。

玉米主含复合糖类，并含有一定量的蛋白质和脂肪，其脂肪油含量可达 3.8% 左右。玉米还含生物碱、果胶、谷胱甘肽以及维生素 B_1、B_2、B_6、E 和烟酸、泛酸等，并且含铁、锰、锌、铜、铬、硒等微量元素，所含磷、镁等矿物质元素均相当高。玉米还含有一定数量的卵磷脂。其所含的钙、镁、硒等无机盐以及卵磷脂、亚油酸、维生素 E 等，均具有降低胆固醇的作用。从玉米中提取的玉米油是一种胆固醇吸收的抑制剂，有较好的降血脂效果。

玉米有很高的营养保健价值，但也缺乏人体必需的某些氨基酸，如赖氨酸等，因此，不宜长期单独服食，建议将玉米与粟米、麦类以及大豆类混食。食用玉米要煮熟、蒸透，尤其中老年人更应以吃熟烂玉米食品为宜，吃爆米花是害多益少的，最好将玉米研磨成细粉煮成玉米粥，或制成玉米饼等糕点服食。有人在研究中发现，将玉米粉、大豆粉、小麦面以各 1/3 比例配制成混合食品，其营养保健价值可提高 8 倍。防治肥胖症、血脂异常等"富贵病"是一项长期的医疗保健任务，因此，运用玉米等食疗应坚持适量服食，并要持之以恒。

◎ 黄瓜

黄瓜，又称胡瓜、王瓜，也叫刺瓜，为葫芦科草本植物，用作食物的是它的嫩果实。

黄瓜富含蛋白质、糖类、维生素 B_2、维生素 C、维生素 E、胡萝卜素、烟酸、钙、磷、铁等营养成分，同时还含有丙醇二酸、葫芦素、柔软的细纤维等成分，是难得的减肥塑身食品。黄瓜所含的黄瓜酸，能促进人体新陈代谢，排出毒素；维生素 C 的含量比西瓜高五倍，能美白肌肤，使其保持弹性，抑制黑色素的形成。

黄瓜中含有的丙醇二酸等活性成分还能抑制糖类物质转化为脂肪，对肺、胃、心、肝及排泄系统都非常有益，是理想的减肥美容食品。

黄瓜当水果生吃，不宜过多。黄瓜的吃法很多，可炒食，可腌制，也可凉拌。黄瓜中维生素较少，因此常吃黄瓜时应同时吃些其他的蔬果。

◎ 赤小豆

赤小豆也称红小豆、红豆、小红绿豆等，为豆科植物赤小豆或赤豆的种子。

赤小豆为一味常用的中药，其营养价值很高，每 100 克中含蛋白质 21.7 克，碳水化合物 60.7 克，钙 76 毫克，磷 386 毫克，铁 4.5 毫克。此外还含有硫胺素、核黄素、烟酸、皂素等。赤小豆是一种低热能高蛋白质低脂肪的食物，经常适量食用赤小豆，可以促进脂肪在体内的代谢，从而达到减肥的目的。有人从赤小豆皮中提取赤小豆色素，加茶叶制成减肥茶服用有一定疗效，可见赤小豆减肥作用可进一步开发利用。

排骨氽水后放入高压锅煮开后，放入煮熟的红豆做成的"红豆排骨汤"具有良好的保健功能。赤小豆可整粒食用，一般用于煮饭、煮粥、做赤豆汤或冰棍、雪糕之类。

◎ 冬瓜

冬瓜，别名白瓜、东瓜、枕瓜、水芝、地芝等，为葫芦科一年生蔓性草本植物冬瓜的果实。

冬瓜水分 96.5%，另含蛋白质、糖类、粗纤维及钙、磷、铁、镁、钾等矿物质和胡萝卜素，维生素 B_1、B_2、C 与烟酸等活性成分；冬瓜还含有葫芦巴碱、甘露醇、β - 谷甾醇、葡萄糖、鼠李糖等成分。冬瓜的雌花还含精氨酸、谷氨酸及天冬素；冬瓜的种子含皂苷、尿酶、瓜氨酸及亚油酸、油酸和少量腺嘌呤、葫芦巴碱等。其所含的葫芦巴碱对人体新陈代谢有独特作用，丙醇二酸在体内可有效地阻止糖类转化为脂肪，而取得减肥效果。冬瓜皮和肉中都含有较多的维生素 B_1，能改变食物中的淀粉，使其不转化为脂肪，有良好的轻身作用。此外，吃冬瓜能利尿，从而能排出体内过多的水分，改善体形，减轻体重，降低血脂，缩小腰围，塑身健体。

凡个体较大、肉厚湿润、表皮有一层粉末、体重、肉质结实、质地细嫩的冬瓜均为质量好的冬瓜，反之，其质量就差。如冬瓜有纹肉，瓜身较轻的勿购买。肉质有花纹，是因为瓜肉变松；瓜身很轻，说明此瓜已变质，味道很苦。冬瓜贮存应放在阴凉、干燥的地方，不要碰掉冬瓜皮上的白霜。

将冬瓜子晒干研细末，调入牛奶、豆浆或其他食品中，每日早晚各服一次，每次 6 ~ 10 克，连续服食两个月，可令皮肤白泽如玉、细腻光滑，起到延缓衰老之功效。

◎ 大白菜

大白菜我国古代称之为菘、白菘，是十字花科芸薹属草本植物。

大白菜是我国北方广大地区冬季的主要蔬菜。大白菜营养丰富、鲜嫩爽口而又价格低廉，广受群众欢迎，被老百姓誉为"当家菜"。大白菜有很高的药用价值，具有通利肠胃、清热除烦、利尿的作用，能治疗咽喉肿痛、牙龈肿胀、咳嗽痰多、眼角生眵、大便秘结等。

大白菜中除含有蛋白质、脂肪、糖类外，还含有维生素 A、维生素 C、B 族维生素及钙、磷、铁等。每 100 克大白菜中的维生素 C 含量 37 毫克，常吃大白菜对预防动脉粥样硬化和心脑血管病大有益处。大白菜含钙高，每 100 克含钙 140 毫克，几乎与牛奶相差无几，不爱喝牛奶的人可以靠吃白菜来获得足够的钙。大豆虽然含钙量较多，但钙与磷的比值低，而大白菜的钙磷比值则较高。将大白菜与大豆或大豆制品同食，便可达到营养互补。

大白菜含水分高达 95% 左右，所以热能很低，是肥胖患者的良好食品。特别是腌白菜，更适合肥胖者食用。腌制大白菜中的纤维素可促进胃肠蠕动，并能减少机体吸收肠道中蓄积的脂肪而减肥。

大白菜食用方法非常多，凉拌、炒食、煮汤都很好吃，腌白菜、白菜泡菜也别有风味，还可以作馅料，包饺子、蒸包子、烙馅饼。

食用大白菜时应注意，煮熟或炒熟后应及时吃完，不要吃隔夜菜，腐烂变质的大白菜更不能吃。因为大白菜中含有较高的硝酸盐，放置过久的熟菜在细菌的作用下，会使硝酸盐还原为亚硝酸盐，腐烂白菜的亚硝酸盐含量更高，食用后吸收入血，影响血红蛋白携氧能力，危害人体健康。

◎ 茶叶

茶叶，又称茶、茗等，为山茶科常绿灌木或乔木茶树之芽叶。

茶有"肥胖克星"的雅号。茶叶含有人体所必需的蛋白质、氨基酸、脂肪、矿物质元素和 10 多种维生素。茶叶中的芳香物质能溶解脂肪，解除油腻，帮助消化，促进吸收。中医认为，茶叶性凉，味甘苦，有清热除烦、消食化积、清利减肥、通利小便的作用。经常饮用不但可以去脂肪，降低体重，还能有效地降低胆固醇和甘油三酯，治疗血脂异常，用于塑身健体和延缓衰老。

茶叶种类繁多，品种不同，作用各异，不可不知：红茶善于暖胃，绿茶可以止痢，花茶长于止渴，砖茶长于消腻，苦丁茶善于降火，菊花茶擅长清肝，乌龙、绞股蓝茶可以抗癌。此外，民间饮茶经验认为：早茶提神，午茶消食，晚茶影响休息；凉茶伤胃，饱茶胀吐，久饮浓茶有害身体。

◎ 洋葱

洋葱，又名葱头、玉葱等，为百合科二三年生或多年生草本植物洋葱的鳞茎。

洋葱中含有丰富的蛋白质、氨基酸、糖类成分，因此吃起来味道鲜美。洋葱中除一般的营养成分外，还含有一些特殊的成分。洋葱所含脂肪量极低，每100克食部仅含0.2克，且为高钾食品，K因子（即钾/钠之比值）> 33，并含钙、磷、镁、铁、锌、铜、锰等矿物质元素。洋葱含有的前列腺素是一种较强的血管扩张剂，能降低人体外周血管和冠状动脉的阻力，有对抗人体儿茶酚胺等升压物质的作用，并能促进可引起血压升高的钠盐的排泄，具有降低血压和预防血栓形成的作用。

洋葱含有的二烯丙基二硫化物及少量含硫氨基酸则具有抗血管硬化和降低血脂的奇异功能。观察发现，患有高血脂的患者，在食用一段时间洋葱后，其体内的血胆固醇、甘油三酯和 β 脂蛋白均有明显的降低。洋葱还有降血糖作用，它含有类似降糖药物甲苯磺丁脲样的物质。因此，食用洋葱，对于肥胖症、高血压病、高脂血症、糖尿病、脑血管病患者都大有益处。洋葱还有很强的杀菌作用，对金黄色葡萄球菌、白喉杆菌有杀灭作用。洋葱中还含较多的半胱氨酸，具有抗衰老作用。洋葱还有抗癌、防治感冒、助消化、催眠、促进毛发生长的作用。洋葱性温，味辛，具有祛风解表、解毒消肿的功效，能治疗感冒、水肿、中风、痢疾、痈肿等。

洋葱可单独炒食，也可与肉同炒，可以做汤，或同其他蔬菜一起拌沙拉，或烤熟与汉堡包、牛排等一起吃。

洋葱在加工时，常有刺激性气体散发出来，刺激眼睛时会使人流泪不止，因此，在切洋葱丝时宜在湿水后操作。

为了保持其有效成分不丢失，烹饪中宜急火熘炒，或在其他配菜制作好的情况下，将洋葱丝等一同放入，熘炒片刻即成。

◎ 海带

海带，中药名昆布，为海带科植物海带或翅藻科植物鹅掌菜等的叶状体。

海带的营养价值较高，富含碘等多种微量元素。海带中的碘化物被人体吸收后，能加速病变物和炎症渗出物的排出，有降血压、防止动脉硬化、促进有害物质排泄的作用。

同时，海带还含有一种叫硫酸多糖的物质，能够吸收血管中的胆固醇，并把它排出体外，使血液中的胆固醇保持正常含量。海带表面上有一层略带甜味的白色粉末，是极具医疗价值的甘露醇，具有良好的利尿作用，可以治疗药物中毒、水肿等症，所以海带是理想的排毒食物。

海带风味独特，食法繁多，凉拌、荤炒、煨汤，无所不可。食用前，应当先洗净之后，再浸泡，然后将浸泡的水和海带一起下锅做汤食用。这样可避免溶于水中的甘露醇和某些维生素被丢弃不用，从而保存了海带中的有效成分。为保证海带鲜嫩可口，用清水煮约 15 分钟即可，时间不宜过久。

◎ 魔芋

魔芋，亦称药蒻、蛇六谷，俗称黑芋头，为天南星科多年生草本植物魔芋的块茎。

魔芋是一种低热能、低蛋白、低维生素、高膳食纤维的食品。每 100 克魔芋精粉中，含有蛋白质 1.64 克，脂肪 0.04 克，钙 148 毫克，以及磷、铁、锌、锰、铬、铜、葡甘露聚糖等。魔芋中的葡甘露聚糖能抑制饮食中过量的胆固醇被人体吸收，其还具有吸水膨胀的特性，只要吃上少许魔芋就能使人有饱腹感，有利于控制食欲，减少食量，减轻体重。

魔芋因具有奇特的保健和医疗功效，日益引起人们的注意，被称为"减肥瘦身魔力食品"而身价倍增。

生魔芋有毒，须煎煮 3 小时以上才可食用，且每次食量不宜过多。魔芋去毒后，地下块茎经加工可供烹饪做菜，也可晒干成魔芋片，或磨成魔芋干粉。

◎ 薏苡仁

薏苡仁，又称苡仁、薏米、薏仁、苡米、米仁，为禾本科一年生或多年生草本植物薏苡的种仁，被誉为"优质减肥杂粮"。

薏苡仁含蛋白质 16.2%，脂肪 4.65%，蛋白质、脂肪含量为大米的 2～3 倍，含糖类 79.17%，其含量略低于大米。还含有 B 族维生素、钙、磷、铁等矿物质及薏苡素、薏苡酯、三萜类化合物等。薏苡仁中含有人体必需的氨基酸，如亮氨酸、赖氨酸、精氨酸、酪氨酸等，还含有薏苡酯、三萜类化合物、薏苡仁素、薏苡仁油等成分。

薏苡仁多糖有提高细胞免疫功能的作用，有降血脂和瘦身减肥作用，还有增白皮肤、消除斑点及青春痘的功效。

薏苡仁用作粮食吃，煮粥、做汤均可。夏秋季和冬瓜煮汤，既可佐餐食用，又能清暑利湿。将鲜奶煮沸，加入薏苡仁粉适量，搅拌均匀后食用。常食可保持皮肤光泽细腻，消除粉刺、雀斑、老年斑、妊娠斑、蝴蝶斑。薏苡仁较难煮熟，在煮之前需以温水浸泡 2～3 小时，让它充分吸收水分，在吸收了水分后再与其他米类一起煮就很容易熟了。

◎ 白薯

白薯又名红薯、番薯、甜薯、地瓜等，植物学上正式的名称叫甘薯。

白薯，曾是我国主要经济作物，是老百姓餐桌上的主要食物。随着生活水平的提高，大米、白面逐渐替代了白薯。白薯的脂肪含量很低，只有 2%，因而热能较低。同时白薯中维生素 A、维生素 B_1、维生素 B_2、钙的含量都比大米、白面高。白薯最可贵之处是含有丰富的膳食纤维，每 100 克中达 13 克，可以促进排便，能防治便秘，帮助减肥。

白薯中的黏蛋白是一种多糖和蛋白质混合物，能防止疲劳，提高人体免疫力，促进胆固醇排泄，降低血脂和血压，预防血管脂肪沉积，保持血管弹性，防止动脉粥样硬化、高脂血症。白薯含钾、磷、钙等元素，属于"碱性食品"，食用后可中和体内的酸性物质，保持血液的酸碱平衡。白薯还有抗癌、止血、促进脑功能、延缓智力衰退的作用，是世界公认的健康长寿食品。

吃白薯时应注意，不要吃生白薯，因为白薯中含有气化酶，进入胃肠道后容易产气、产酸。只有煮熟或蒸透后，白薯中的气化酶才能被破坏，其中所含的淀粉也才能被很好地消化吸收。

◎ 大豆

大豆，为豆科一年生草本植物大豆的种子。被称为豆中之王，为植物蛋白的主要食物。所以素有"植物肉""绿色乳汁"及"瘦身佳豆"之美誉。

大豆所含营养成分十分丰富，以黄豆干品为例，每 100 克大豆食部含蛋白质 35.1 克、脂肪 16.0 克，膳食纤维可高达 15.5 克，并含糖类 18.6 克以及维生素 A、B_1、B_{12}、C、D、E 和烟酸、叶酸、亚叶酸等多种生物活性物质。

大豆还含有大豆黄酮苷、大豆皂苷以及钙、磷、镁等矿物质成分，并含铁、钼、锰、铜、锌、硒等微量元素。大豆脂肪中所含的磷脂，可降低血液中胆固醇含量、血液黏度，促进脂肪吸收，有助于防止脂肪肝和控制体重，豆渣、豆皮中所含的大豆皂苷可促进人体内胆固醇和脂肪代谢，降低过氧化脂质的生成，有益于减肥。

用大豆及其豆制品如豆浆、豆腐脑、豆腐、腐竹、千张（百叶）、素鸡、油豆腐、豆腐衣等制作的美味食品及药膳佳肴，物美价廉，品种繁多，都具有良好的调脂、减肥、降压、降糖酐及健身、美容、益寿作用。

将黄豆煨煮至酥烂，每日服食 2 次，每次 25 ~ 30 克，噙入口中，缓慢咀嚼后咽下，有很好的瘦身减肥、降血脂功效。食用时宜高温煮烂，不宜食用过多，以免有碍消化而致腹胀。

◎ 萝卜

萝卜，又称莱菔、芦菔、萝白，为十字花科植物萝卜的新鲜肉质根，我国是萝卜起源地之一，素以"萝卜之乡"著称于世。

萝卜营养丰富，每 100 克中含有水分 93.9 克，蛋白质 0.8 克，脂肪 0.1 克，膳食纤维 0.6 克，糖类 4 克，胡萝卜素 20 微克，以及维生素 B_1、维生素 B_2、烟酸、维生素、钙、磷、铁等。

萝卜还含有淀粉酶、苷酶、氧化酶、触酶等多种酶类。萝卜中含有的胆碱物质、芥子油和淀粉酶等，有助于脂肪类食物的消化，防止皮下脂肪的堆积。萝卜中的膳食纤维能刺激肠胃蠕动，减少粪便在肠道内停留的时间，保持大便通畅。吃萝卜能促进胆汁分泌，这更有利于脂肪的消化，是理想的减肥去脂良蔬。

萝卜种类繁多，生吃以汁多辣味少者为好，平时不爱吃凉性食物者以熟食为宜。萝卜脆嫩多汁，既可当作水果生食，又可凉拌或熟食，适应多种烹法，常用于烧、炖、拌、煮等，还可采用腌、酱、泡、晒干的加工方法，做成多种萝卜制品，随时可吃。

◎ 苦瓜

苦瓜，异名锦荔枝，又称凉瓜、癞葡萄、红姑娘等，为葫芦科一年生蔓性草本植物苦瓜的果实。

苦瓜富含蛋白质、糖类、粗纤维、维生素 C、胡萝卜素、维生素 B_1、维生素 B_2、烟酸、钙、磷、铁等成分。苦瓜中含有一种具有明显抗癌的活性蛋白质，能够激发体内免疫系统防御功能，增加免疫细胞的活性，清除体内的有害物质。苦瓜中含有一种极具生物活性的高能清脂素，这种物质只作用于人体吸收脂肪的重要部位小肠，通过改变肠细胞孔网，阻止脂肪、多糖等热能大分子物质的吸收，但并不影响维生素、矿物质等营养素的吸收，从而有利于减肥。其所含苦瓜素被誉为"脂肪杀手"，能使摄取脂肪和多糖减少，而有效地防治肥胖。

苦瓜味苦，但并非苦得难以入口，而是苦中带有甜味，别有一番风味。苦瓜的吃法颇多，可生吃，也可煎、煸、炒、烧，与荤素食均可搭配。

◎ 香菇

香菇，即香蕈，又名香信、香菌、香菰、冬菇等，为伞菌科植物香蕈的子实体。

香菇营养丰富，主要含有蛋白质、脂肪、糖类、膳食纤维以及维生素 A、B_1、B_2、D 和烟酸、胆碱与 30 多种酶，18 种氨基酸等成分。香菇所含不饱和脂肪酸中，亚油酸占 80% 以上，所含氨基酸中，有 7 种为人体必需氨基酸。香菇含有降低血脂的活性成分。每 100 克香菇（干品）含钾量可高达 464 毫克，而含钠量仅 11.2 毫克，其 K 因子 > 41，是优质高钾食物。

香菇含锌、锰、铁、硒等微量元素的量均很高，还含有磷、钙、镁等矿物质元素。香菇中含有一种核酸类物质，具有降低胆固醇的作用，可以防止动脉壁脂质沉积和动脉粥样硬化斑块的形成。香菇中所含的纤维素能促进胃肠蠕动，防止便秘，减少肠道对胆固醇的吸收。对肥胖症患者来说，香菇无疑是食疗的佳品。

香菇宜荤宜素，是烹制珍馐佳肴的绝好原料，既可作主料，又可用作配料，适宜于卤、拌、炝、炒、烹、炸、煎、烧、炖等多种烹调方法，所以可用香菇做出许多美味可口的菜肴，主要用于配制高级菜和冷拼、食疗菜肴。香菇肉质嫩滑，鲜爽可口。

◎ 黑木耳

黑木耳，俗称木耳，古称木檽、树鸡等，为木耳科植物的子实体，素有"减肥降脂素食"的美称。

黑木耳含蛋白质、脂肪、糖类以及胡萝卜素和维生素 B_1、B_2、E，烟酸和钾、钠、钙、磷、镁、铁、锰、锌、硒等矿物质元素。所含糖类中有甘露聚糖、甘露糖、葡萄糖、木糖、葡萄糖醛酸；木耳还含有卵磷脂、脑磷脂、鞘磷脂及麦角甾醇、二氢麦角甾醇等活性成分。木耳所含的一种植物胶质，有较强的吸附力，可将残留在人体消化系统内的灰尘杂质集中吸附，再排出体外，从而起到排毒清胃减肥的作用。

黑木耳可制作多种菜肴，用作主料或配料皆宜，多用来凉拌、炒菜、做汤或甜羹，入口柔嫩滑爽，肉质细腻，风味独特。

◎ 苹果

苹果，有超凡子、天然子等异名，为蔷薇科多年生落叶乔木植物苹果的果实，为世人公认的减肥调脂佳果。

苹果有"幸福果"美誉，它营养丰富，所含的苹果酸可使积存在体内的脂肪分解，能防止体态过胖，并能降低胆固醇，具有防治动脉粥样硬化的作用。还富含粗纤维，能吸收大量的水分，减慢人体对糖分的吸收，同时它还能刺激肠道蠕动，促进排便。苹果可以促进血液内白细胞的生成，提高人体的抵抗力和免疫力，同时促进神经和内分泌功能，有助美容养颜。

苹果除鲜食外，还可加工成果脯、果干、果酱、果汁、罐头、苹果酒、菜肴、点心、粥羹等。

◎ 山楂

山楂，又名山里红、红果、酸楂、猴楂等，被称为抗肥胖抗血脂酸果。

山楂果皮鲜红或紫红，果肉松软，不仅美味可口，营养价值和药用价值都很高，每 100 克鲜山楂果肉中，维生素 C 高达 89 毫克，在水果中仅次于红枣、猕猴桃。山楂中胡萝卜素含量也相当可观。更令人瞩目的是其含钙量高达 85 毫克，也名列果蔬前茅，此外还含有铁、蛋白质、脂肪、碳水化合物等营养成分。

山楂含有的枸橼酸、黄酮等多种有效成分，具有扩张血管，改善微循环，降低血压，促进胆固醇排泄而降低血脂的作用。所以经常食用山楂可起到减肥的作用。

山楂采摘后应尽快加工，或采用砂藏法、坑藏法，并控制温度、湿度和通气条件，以减少山楂营养成分的损失。山楂可制成各种食品，如山楂糕、山楂酒、山楂酱，还可以制成罐头、蜜饯、菜肴等风味食品。

芹菜

芹菜，即旱芹，又名药芹、蒲芹等，为伞形科一年生或二年生草本植物芹菜的茎、叶及全株。

芹菜所含营养十分丰富，蛋白质、钙和铁的含量较高，分别为番茄的 2 倍、10 倍和 20 倍。值得高度重视的是，芹菜叶片中的营养成分有 11 项高于叶柄，所以芹菜嫩叶，即使稍老的叶片也不应丢弃，可浸泡后用沸水焯一下，除去苦味再行烹饪。其所含丰富的维生素 P，可加强维生素 C 的作用，具有降压和降血脂作用。素有减肥降压妙品的称号。

选购芹菜应选梗短而粗壮，菜叶翠绿而稀少者。

芹菜可炒，可拌，可熬，可煲，还可做成饮品。

◎ 大蒜

大蒜，又名胡蒜、蒜头等，为百合科多年生草本植物大蒜的鳞茎，有强力降脂减肥佳蔬的美称。

大蒜含有硫挥发物、硫化亚磺酸（如大蒜素）、酯类、氨基酸、肽类、苷类、酶类及磷、镁、钙、铁、硅、铝、锌等多种矿物质。其所含的挥发性辣素，可清除积存在血管中的脂肪，抑制胆固醇的合成。大蒜精油有明显的降血脂作用，阻止血栓形成，有助于增加高密度脂蛋白含量。具有抑制脂肪增加的功能，经常食用大蒜可起到减肥的作用。

　　大蒜还是美容食物。从大蒜中提取出的蒜氨酸制成的"大蒜美容霜"，具有减少黑色素沉着，使皮肤增白的作用。

　　大蒜的吃法很多，可生食、捣泥食、煨食、煎汤饮等，医学专家认为，多吃青蒜、蒜苗、蒜薹等，亦具有较好的防治肥胖症功效。

　　发了芽的大蒜食疗效果甚微，腌制大蒜不宜时间过长，以免破坏有效成分。

　　在菜肴成熟起锅前，放入一些蒜末，可增加菜肴美味。在烧鱼、煮肉时加入一些蒜块，可解腥、去除异味。做凉拌菜时加入一些蒜泥，可使香辣味更浓。将芝麻油、酱油等与蒜泥拌匀，可供吃凉粉、饺子时食用。

　　辣素怕热，遇热后很快分解，其杀菌作用降低，因此，预防和治疗感染性疾病应该生食大蒜。

◎ 番茄

　　番茄，又称西红柿，为茄科一年生或多年生草本植物番茄的成熟果实。

　　番茄的营养很丰富，经分离可得番茄果胶、苹果胶酸、柠檬酸、腺嘌呤、胡芦巴碱、胆碱和少量的番茄碱；番茄还含胡萝卜素以及多种维生素如维生素 B_1、B_2、C、E 以及烟酸和维生素 P（即芦丁）等活性成分。番茄还含纤维素及矿物质元素。番茄中的纤维素可促进胃肠蠕动和促进胆固醇由消化道排出体外，因而具有降低血胆固醇和通便的作用。

　　番茄还含有一种可抑制酪氨酸酶活性的物质，使沉着皮肤的色素减退或消失，保持皮肤的洁净，预防蝴蝶斑和老年斑的形成。所以西红柿又被称为美容佳蔬。番茄营养丰富，含热能也低，是不错的减肥蔬果。

　　新鲜成熟的番茄，将外表皮用温水反复洗净后，生食尤佳，勿要将外皮丢弃，外皮及番茄肉质均含有番茄果胶，且外皮所含膳食纤维较多，其保健作用明显。

在烹饪操作中，应尽量急火快炒，以免维生素等遭到破坏；在煨煮、制羹或做汤看前，先将洗净的番茄切片，放入热油锅先煸数分钟则更好。

酸奶的蛋白质成分能促进铁的吸收，因此，把西红柿和酸奶搭配在一起榨出的西红柿酸奶汁是提高体内铁元素吸收的良好食物，可有效补血。

番茄烹调时不要久煮。烧煮时稍加些醋，就能破坏其中的有害物质番茄碱。

◎ 竹笋

竹笋，俗称毛竹笋，古人称之为竹萌、竹胎，为禾本科多年生常绿植物毛竹或同科各种竹子的幼苗或嫩茎或短缩肥大芽。

竹笋是一种营养丰富的食品，具有高蛋白、低脂肪、低淀粉、多纤维等特点。竹笋中含有 16 种氨基酸，特别是人体必需的苏氨酸、色氨酸、赖氨酸、丝氨酸、丙氨酸等均有一定的含量，而且，谷氨酸和胱氨酸的含量也相当丰富，他们在蛋白质代谢过程中起重要作用；竹笋还含有胡萝卜素，维生素 B_1、B_2、C，以及钙、磷、铁、镁等多种人体必需的营养成分。

竹笋所含纤维有较强的吸附油脂的能力，当食入一定数量的竹笋后，食物中的油脂会不断地被竹笋纤维吸附，随粪便排出体外，从而降低胃肠黏膜对脂肪的吸收和蓄积。对一般人来说，经常食用竹笋，可以达到健身减肥的目的，并保持体形健美。

竹笋适用于炒、烧、拌、炝，也可做配料或馅。

竹笋一年四季皆有，但唯有春笋、冬笋味道最佳。烹调时无论是凉拌、煎炒还是熬汤，均鲜嫩清香，是人们喜欢的佳肴之一。食用前应先用开水焯过，以去除笋中的草酸。

竹笋既可以鲜食，也可以加工成干制品或罐头。

近笋尖部的地方宜顺切，下部宜横切，这样烹制时不但易熟烂，而且更易入味。

鲜笋存放时不要剥壳，否则会失去清香味。

◎ 荠菜

荠菜，又名香荠，有清明菜、护生菜、枕头菜、榄豉菜等美称，为十字花科一年生或二年生草本植物荠菜的带根全草。

荠菜虽是野菜，却含有丰富的营养成分。每千克含蛋白质 42.4 克，在叶菜、瓜果类蔬菜中数一数二；它的胡萝卜素含量与胡萝卜不相上下；维生素 C 的含量远远高于柑橘。而且它还富含各种无机盐。

现代药理实验也证实，荠菜具有多种医疗功能，它有良好的降血压、止血作用，对麻疹有良好的预防作用。其丰富的纤维素对脂肪代谢和排便有促进作用。所以，荠菜也是一种不可多得的药食兼用的减肥食物。

荠菜的吃法很多，可清炒、煮汤，或凉拌、做羹，甚至可以将带根、茎的荠菜做成馅料，包水饺、馄饨及春卷等，食之柔嫩舒畅，清香异常，味道鲜美。

◎ 海藻

海藻为马尾藻科植物海蒿子或羊栖菜的全草，既是食物又是药。

海藻含有蛋白质、脂质、特殊多糖类、色素、低分子物质及维生素 B_{12}、C、E 和生物素、烟酸，无机元素中以钠、钾、铁、钙含量最多。海藻含有 20 余种人体必需的氨基酸，重要的是大部分种类为含硫氨基酸，如牛磺酸、甲硫氨酸、胱氨酸及其衍生物等。

海藻酸还能降低人体内的胆固醇。首先，海藻酸进入消化系统后，其胶质会包裹部分胆固醇，使这部分胆固醇无法被吸收。其次，人消化吸收脂肪是靠自身分泌的胆汁酸，胆汁酸越多吸收的脂肪越多。一些胆汁酸分解脂肪后会被肠壁再吸收和利用，而海藻酸的胶质弥漫在肠壁上，可以阻碍胆汁酸的再吸收，使消化道内胆汁酸数量减少。这时，人体会自动合成新的胆汁酸来补充，而合成胆汁酸的原料正是肝脏内的胆固醇。这就是说，为了合成胆汁酸，肝脏内的胆固醇将被大量消耗，而血液中的胆固醇含量也随之被降低。通过上述阻碍胆固醇的吸收和促进肝脏内胆固醇消耗，海藻酸起到了良好的降血脂作用。

作为干制品，食用前应将海藻先短时间泡洗，然后蒸熟，再清洗切丝凉拌或与猪肉炖熟，也可与豆腐同炖，吃法大体上与海带相同。

◎ 马齿苋

马齿苋，又名马齿草、安乐菜，为马齿苋科一年生肉质草本植物马齿苋的全草。

马齿苋是一种野生蔬菜，又名长命菜、长寿菜。它含有维生素 A原、维生素 B、维生素 C、蛋白质、脂肪、碳水化合物及磷、钙、铁等矿物质，还含有草酸、树脂、黄酮类和大量钾盐。马齿苋还含胡萝卜素、多种维生素和多种矿物质元素成分，并含有多巴胺等重要活性成分。

药理实验证实，马齿苋的乙醇浸液对大肠杆菌、痢疾杆菌、伤寒杆菌等有显著的抑制作用，有天然抗生素的美称。经常食用马齿苋，既可补充身体营养所需，又无增高胆固醇之忧，实为一举两得。

马齿苋可鲜食，也可洗净后榨汁服食，还可以氽、炒、拌、蒸，只要烹饪得好，都可成为餐中佳肴。

◎ 苜蓿

苜蓿，又称草头、金花菜，为豆科植物紫苜蓿或南苜蓿的全草。苜蓿植株为一年生或多年生草本。

紫苜蓿含皂苷、卢瑟醇、苜蓿酚、考迈斯托醇、刺芒柄花素、大豆黄酮等异黄酮衍生物及苜蓿素、瓜氨酸等成分；苜蓿叶和茎都含果胶酸。南苜蓿含有丰富的胡萝卜素和维生素 C，所含钾、钙、铁、锌、硒都很高。每 100 克苜蓿中含胡萝卜素 2640 微克，折合维生素 A 相当于 440 微克；含钾 497 毫克，钠 5.8 毫克，其 K 因子＞85，为优质高钾食物；含钙 713 毫克，铁 9.7 毫克，锌 2.01 毫克，硒 8.53 微克。这些在日常蔬菜中都是名列前茅的。无论是紫苜蓿，还是南苜蓿均含有丰富的植物纤维以及果胶等营养素成分。

苜蓿是人们特别喜爱的野蔬妙品，可炒食、腌渍及拌面蒸食，味纯鲜美，是纯天然滋补强身食物。

将苜蓿拣去老梗、黄叶洗净后，用旺火重油炒食味极鲜嫩。用以佐膳，是维护健康的上品菜肴。

◎ 蘑菇

蘑菇，又名肉蕈，有鸡足蘑菇、蘑菇蕈等异名，为黑伞科植物蘑菇的子实体、菌盖及柄。

蘑菇的营养价值很高，尽管所含蛋白质的量不算特别多，但其中具有大量的不同类型的氨基酸及与氨基酸有关的含氮物质，尤其是人体所必需的 8 种氨基酸，在蘑菇中都具备；还含有钙、铁、钾、磷、镁等矿物质。

蘑菇所含的大量植物纤维，具有防止便秘、预防糖尿病及大肠癌、降低血液中胆固醇含量的作用，对高血压、心脏病患者有益。香菇又属于低热能食品，可以防止发胖，是一种较好的减肥美容食品，所以对肥胖伴有骨质疏松症者十分有利。

蘑菇肉质肥腴，清香味美，或炒食，或做汤羹，均鲜嫩爽口，被誉为"大自然的植物肉"。

蘑菇表面有黏液，泥沙粘在上面，不易洗净，可以在水里先放点食盐搅拌使其溶解，然后将蘑菇放在水里泡一会儿再洗，这样泥沙就很容易洗掉；另外，洗蘑菇之前一定要把菌柄底部带有较多沙土的硬蒂去掉，因为这个部位即使使用盐水泡过也不易洗净。

对蘑菇干制品可先用温水浸泡半天左右，然后让其在水盆中旋转，以去除沙粒；鲜品可以直接清洗。

◎ 麦麸

麦麸，俗称麸皮，为麦子加工时脱下的麸皮，被公认是"不应丢弃的减肥品"。

麦麸所含的营养素成分很丰富，每 100 克食部含有 31.3 克膳食纤维，是所有粮食食品中含量最高的，而且富含胡萝卜素、烟酸、维生素 E，并含钙、镁、铁、锰、锌、铜、磷、硒等，以上这些在所有粮食食品中有许多都是独占鳌头的。

值得一提的是，麸皮的含钾量十分丰富，而含钠相对低得多，每 100 克麸皮含钾 862 毫克、钠 12.2 毫克，是优质高钾食物，而且，麸皮中还含有极丰富的铬元素，是人体缺钾、缺铬的极好补充食物。麦麸是一种高纤维食物，饮食中增加高纤维食物，能增加胃肠的蠕动，可使脂肪排泄增加，改善大便习惯，并增加排便量，有利于减肥。

可将麦麸直接炒熟了泡茶喝，也可将麦麸 10 ～ 15 克冲入牛奶或放入粥内食用。

◎ 兔肉

兔肉属于高蛋白质、低脂肪、少胆固醇的肉类，兔肉含蛋白质高达 70%，比一般肉类都高，但脂肪和胆固醇含量却低于所有的肉类，故对它有"荤中之素"的说法。

兔肉中含有较多的磷脂、卵磷脂，以及麦芽糖、葡萄糖等成分，还含有多种维生素和磷、硫、钙、钾、钠、铁等矿物质。其所含的卵磷脂，有助于防止血栓形成。兔肉中的蛋白质含量高、脂肪含量低，且多为不饱和脂肪酸，故适量食用也不会引起脂肪在体内的堆积。

兔肉适用于炒、烤、焖等烹调方法。

兔肉和其他食物一起烹调会附和其他食物的滋味，遂有"百味肉"之说。

兔肉肉质细嫩，肉中几乎没有筋络，兔肉必须顺着纤维纹路切，这样加热后，才能保持菜肴的形态整齐美观，肉味更加鲜嫩，若切法不当，兔肉加热后会变成粒屑状，而且不易煮烂。

主治气血不足或营养不良症的兔肉补虚汤的做法是：将兔肉 120 克洗净后加入党参、山药、大枣各 3 克，枸杞 15 克，水适量，蒸至兔肉熟透即成。做菜佐餐服食，每日 2 次。

四、减肥药茶

药茶疗法是指应用某些中药或具有药性的食品，经加工制成茶剂以及饮、汤、浆、汁等药效饮料，用于防治疾病的一种方法。对胃肠道有刺激的药茶，宜饭后服，以减轻对胃肠刺激。自己配制药茶时，必须选用质量好的原料，霉变或不洁者禁用，并应遵照医嘱的要求配方制作。服用中药配伍的药茶期间，一般忌食生冷、油腻等不易消化或有特殊刺激性食物，同时要因证选用或忌食，如热证忌食辛辣、油腻；寒证忌食生冷；头晕、失眠、烦躁易怒者，不宜吃胡椒、辣椒、大蒜，不饮酒和浓茶；疮疡或皮肤病者忌食鱼、虾等。这些对提高疗效，促进早日康复均有裨益。下面介绍一些能减肥的药茶方，以供选用。

◎ 大黄减肥茶（一）

【原料】 制大黄3克，蜂蜜15克。

【制法】 将制大黄洗净，晒干或烘干，研成极细末，备用。每次1克，放入大杯中，用沸水冲泡，加盖，闷15分钟，兑入10克蜂蜜，拌和均匀。

【用法】 代茶饮用。

【功效】 具有祛瘀减肥的功效。适用于高脂血症、肥胖便秘患者。

◎ 大黄减肥茶（二）

【原料】 大黄2克，绿茶3克。

【制法】 将2味共放杯中，加入沸水，盖闷片刻。

【用法】 每日1剂，渴时即饮。

【功效】 具有清热通便、消积去脂的功效。适用于胃热湿阻证肥胖症患者。

◎ 二花减肥茶

【原料】 二花（即金银花）25克。

【制法】 用冷水把二花淘洗一遍后入陶制或搪瓷器皿中，加水400

克，上火，沸后改为文火再煮 20 分钟，滤出汁水即成。

【用法】　1 日内饮尽。饮用时可加开水稀释。

【功效】　金银花味甘性寒，归肺胃经，具有清热解毒的功效。适用于各种单纯性肥胖症患者。

【禁忌】　脾胃虚寒及气虚疮疡脓清者忌服。

◎ 荷明减肥茶

【原料】　荷叶 30 克，决明子 60 克，制首乌 40 克，制大黄 30 克。

【制法】　将 4 味中药研碎，调匀，分成 10 小包，纱布包装备用。

【用法】　每次取 1 包，开水冲泡代茶，可饮数次。

【功效】　荷叶味苦，性平，有清热解暑、升发清阳、止血不留瘀的特点；决明子味甘、苦，性微寒，入肝、大肠经，具有清肝明目、润肠通便等功效；何首乌苦、甘、微温，具有益精血、补肝肾、润肠通便、抗动脉硬化、降血脂、强心等作用；大黄具有很强的抗感染、抗衰老、抗氧化作用，有调节免疫、抗炎、解热作用，抗病原微生物作用，降血脂、止血作用，抗胃及十二指肠溃疡作用，促进胰液分泌、抑制胰酶活性、利胆、保肝、泻下作用。此茶具有清肝明目、消积润肠、降脂减肥之功效。适用于高血压、高脂血症、肥胖便秘患者。

【禁忌】　本品含大黄，有泻下功能，哺乳妇女服后经婴儿吮食乳汁，可引起小儿腹泻，故授乳妇女不宜服。由于本品又能活血化瘀，故妇女胎前产后、月经期也必须慎用。

◎ 茶叶乌贞减肥茶

【原料】　荷叶 20 克，何首乌 13 克，女贞子 7 克。

【制法】　把荷叶、何首乌、女贞子洗净后入锅，加进清水，中火烧开，再改为小火煮 30 分钟，即可下火，滤出汁水即成。

【用法】　滤出的汁水晾凉即可当茶饮用。

【功效】　何首乌味苦、甘、涩，性微温，归肝、肾经，能解毒、消痛、润肠通便。女贞子味甘、苦，性凉，可补肝肾之阴，乌须明目。荷叶味苦、辛、微涩，性凉，归心、肝、脾经，具有消暑利湿、健脾升阳、散瘀止血的功效。本方具有清热利水、化痰去脂、健美减肥的功效。适用于痰湿性肥胖症等患者。

【禁忌】 胃酸过多者忌服。

◎ 海带山楂减肥茶

【原料】 海带 500 克，山楂 500 克。

【制法】 将海带放入淘米水中，浸泡 6 ～ 8 小时，捞出，洗去白色斑块及沙子，切成丝，晒干或烘干，研成细粉，备用。将山楂拣去杂质，洗净，切碎，除去山楂内核，连皮晒干或烘干，研成细末，与海带细粉充分混合均匀，按每份 15 克装入棉纸袋中，封口挂线，装入大口瓶中，加盖，贮存（防潮）。

【用法】 每次取 1 袋，放入杯中，冲入沸水，加盖闷 15 分钟，代茶饮，一般每袋可连续冲泡 3 ～ 5 次。

【功效】 海带淀粉硫酸脂为多糖类物质，可降血脂减肥胖。本茶具有滋养肝肾、行气散瘀、降脂降压的功效。适用于各种单纯性肥胖症及身体偏胖者，对兼有血脂异常者尤为适宜。

◎ 荷叶减肥茶

【原料】 鲜荷叶 1 张(晒干)，生山楂 10 克，生薏苡 10 克，陈皮 5 克。

【制法】 将上药共研细末混匀，开水泡饮。

【用法】 代茶饮用。

【功效】 具有利湿除胀、减肥消积的功效。适用于单纯性肥胖、高脂血症患者。

◎ 槐叶减肥茶

【原料】 嫩槐叶 2.5 千克。

【制法】 取嫩槐叶，蒸熟后晒干，捣碎为末作茶。

【用法】 代茶饮用。随时饮用。

【功效】 具有祛风润肠、减肥降血压的功效。适用于胃热湿阻证肥胖症、高血压病患者。

◎ 荠菜山楂减肥茶

【原料】 新鲜荠菜 200 克，山楂 30 克。

【制法】 将山楂拣去杂质，洗净，切成片，盛入碗中，备用。将荠菜拣去杂质，连根、茎以及花、果、叶洗净，切碎，放入砂锅，加足量水，大火煮沸，加山楂片，改用小火煨煮 20 分钟即成。

【用法】 代茶，频频饮用，切碎的荠菜、山楂片亦可一并嚼食。

【功效】 本茶具有健脾化痰、行气散瘀、去脂减肥的功效。适用于各种单纯性肥胖症及身体偏胖者，对兼有脂肪肝者尤为适宜。

【禁忌】 山楂不宜过多生食。

◎ 决明减肥茶

【原料】 炒决明子 30 克。

【制法】 将炒决明子放入有盖杯中，用沸水冲泡，加盖闷 15 分钟即可饮服，一般可冲泡 3 ～ 5 次。

【用法】 代茶饮用。

【功效】 清肝减肥，明目润肠。适用于肥胖、便秘患者。

◎ 绞股蓝银杏叶减肥茶

【原料】 绞股蓝 10 克，银杏叶 12 克。

【制法】 将绞股蓝、银杏叶分别洗净，晒干或烘干，共研为细末，一分为二，装入棉纸袋中，封口挂线，备用。

【用法】 每日 2 次，每次 1 袋，冲泡代茶饮用。每袋可连续冲泡 3 ～ 5 次。

【功效】 绞股蓝味甘、苦，性微寒，能益气、安神、降血压、清热解毒、止咳祛痰。其与银杏叶合用具有减肥、降脂、活血的功效。适用于各种单纯性肥胖症及身体偏胖者，对兼有冠心病者尤为适宜。

【禁忌】 老年人在服用银杏叶片时要适可而止，并注意定期检测凝血情况。

◎ 金橘萝卜减肥茶

【原料】 金橘 5 个，萝卜半个，蜂蜜 20 克。

【制法】 将金橘洗净后去籽，捣烂。萝卜洗净，切丝榨汁。将金橘泥、萝卜汁混匀，放入蜂蜜调匀。

【用法】 代茶饮用。

【功效】 具有顺气和胃、减肥、护肝的功效。适宜于肝郁气滞型肥胖患者饮用。

◎ 灵芝红枣减肥茶

【原料】 灵芝 15 克，红枣 50 克，蜂蜜 5 克。

【制法】 将灵芝、红枣洗净，放入锅中，加清水适量，煎煮取汁，加清水适量再煎煮取汁。将 2 次所得药汁倒入锅中，加入蜂蜜，再煮沸片刻即成。

【用法】 代茶，频频饮用。

【功效】 具有抗衰容颜、补益气血的功效。适用于面色萎黄，容颜憔悴，皮肤衰老等患者，对兼有免疫功能低下、动脉粥样硬化、肥胖症者尤为适宜。

【禁忌】 肥胖伴糖尿病者慎用。

◎ 芦荟山楂减肥茶

【原料】 芦荟叶 20 克，山楂 5 克。

【制法】 芦荟去刺，剁成细末。山楂洗净、拍烂。将水倒入茶杯内，同时放入芦荟末及山楂，煮沸后过滤。

【用法】 滤液即可饮。

【功效】 芦荟味苦，性寒，归肝、大肠经；有泻下、清肝、杀虫的功效。山楂味甘、酸，性微温，归脾、胃、肝经；有消食健胃、活血化瘀、驱虫之功效；主治肉食积滞、小儿乳食停滞、胃脘腹痛、瘀血经闭、产后瘀阻、心腹刺痛、疝气疼痛、高脂血症等。两者合用，具有清热泻下、健胃消食之功效。适用于高血压、高脂血症的便秘患者。

【禁忌】 芦荟味苦，苦能泻下，故脾胃虚寒者忌用。

◎ 绿豆减肥茶

【原料】 绿豆80克，生大黄5克，蜂蜜20克。

【制法】 将绿豆洗净，放入砂锅，加清水适量，浸泡25分钟，待用。将生大黄洗净，切片，加水煎约15分钟，取汁100毫升，备用。浸泡绿豆的砂锅置火上，大火煮沸，改用小火煨煮1小时，待绿豆酥烂，离火，将生大黄汁与蜂蜜兑入绿豆汤中，拌和均匀即成。

【用法】 代茶饮用。

【功效】 具有清热解毒、散瘀通便、活血减肥的功效。适用于高脂血症、肥胖便秘患者。

◎ 螺旋藻橘皮减肥茶

【原料】 钝顶螺旋藻5克，鲜橘皮10克。

【制法】 将钝顶螺旋藻拣去杂质，晒干，备用。将鲜橘皮外皮用清水反复洗净，切成细丝，与螺旋藻同入杯中，用沸水冲泡，加盖，闷15分钟。

【用法】 代茶，频频饮用，当日服完。每杯可连续冲泡3～5次。

【功效】 具有去脂减肥、健脾燥湿的功效。适用于各种单纯性肥胖症及身体偏胖者，对兼有血脂异常、脂肪肝者尤为适宜。

【禁忌】 气虚及阴虚燥咳患者不宜。

◎ 马齿苋减肥茶

【原料】 马齿苋30克，茶叶3克，白糖5克。

【制法】 将马齿苋、茶叶洗净。将马齿苋30克，茶叶3克，白糖5

克同放入砂锅中，加入适量清水，煎煮片刻。

【用法】 取汁代茶，频频饮用。

【功效】 马齿苋味酸，性寒，能清热解毒、凉血止痢、除湿通淋。适用于各种单纯性肥胖症及身体偏胖者，对兼有肠炎者尤为适宜。

【禁忌】 马齿苋为寒凉之品，脾胃虚弱、大便泄泻及孕妇忌食。

◎ 茅根减肥茶

【原料】 白茅根 20 克。

【制法】 开水泡 10 分钟，当茶饮。

【用法】 代茶饮用。

【功效】 具有利湿除胀、减肥消积的功效。适用于单纯性肥胖、高脂血症患者。

◎ 玫瑰减肥茶

【原料】 玫瑰花 15 克，龙井茶 5 克，番泻叶 5 克。

【制法】 按照一般泡茶包的方法浸泡便可。

【用法】 代茶饮用。

【功效】 龙井茶有助于去脂，番泻叶有助于粪便排泄畅通，而玫瑰花则可疏肝排毒。本茶具有降血脂、减肥的功效。适用于肥胖者及一般人自助餐后服用。

【禁忌】 因为番泻有轻泻作用，气血差及身体较弱之人不宜服用。

◎ 米皮糠人参减肥茶

【原料】 粳米皮糠 20 克，生晒参 3 克。

【制法】 将生晒参洗净后切成薄片，与粳米皮糠同入锅中，加水适量，煎煮 2 次，每次 45 分钟，合并 2 次煎液，小火浓缩至 200 毫升即成。

【用法】 早晚分饮。

【功效】 生晒参味甘、微苦，性稍寒，具有补气生津、养阴清虚热、宁神益智的功效。粳米皮糠性平味甘、苦，有通肠、开胃、下气、消积的功效。两者合用具有益气扶正、祛脂减肥的功效。适用于各种单纯性肥胖症及身体偏胖者，对兼有免疫功能低下、习惯性便秘、血脂异常者尤为适宜。

【禁忌】 妇女经期停服，人参每次用量不宜超过 3 克。

◎ 明子减肥茶

【原料】 荷叶 3 克，决明子 6 克，制大黄 3 克，何首乌 3 克。

【制法】 用开水冲泡。

【用法】 代茶饮用。

【功效】 具有消积润肠、利湿减肥的功效。适用于肥胖、便秘患者。

◎ 杞菊薏米减肥茶

【原料】 枸杞子 30 克，菊花 30 克，薏苡米 50 克，陈皮 20 克，绿茶 50 克。

【制法】 将上述 5 味粉碎，混匀贮存备用。

【用法】 喝时，取适量泡茶，随时饮用。

【功效】 具有清肝明目、利水渗湿、提神醒脑、美容减肥等功效。适用于痰湿性肥胖症等患者。

【禁忌】 失眠者下午之后忌服，以免影响睡眠。

◎ 芹菜红枣减肥茶

【原料】 芹菜 250 克，红枣 10 枚，绿茶 3 克。

【制法】 将芹菜、红枣、绿茶放入锅中，加水煎取汁液。

【用法】 代茶，频频饮用。

【功效】 具有平肝降压、益气健脾、祛脂减肥的功效。适用于各种单纯性肥胖症及身体偏胖者，对兼有高血压病、血脂异常者尤为适宜。

【禁忌】 脾胃虚寒、肠滑不固者慎用。

◎ **去脂减肥茶**

【原料】 青柿叶 10 克，青荷叶 10 克，山楂 10 克，乌梅 10 克，麦芽 10 克。

【制法】 将青柿叶和青荷叶阴干，切碎，与另外 3 味同放锅中，加水煎汤，取汁去渣。

【用法】 每日 1 剂，代茶饮用。

【功效】 具有消食化滞、利湿降脂的功效。适用于痰湿内盛证或胃热湿阻证肥胖症患者。

◎ **桑白泽泻减肥茶**

【原料】 桑白皮 25 克，泽泻 12 克。

【制法】 将桑白皮的一层表皮轻轻刮去，冲洗干净，切成 3 ~ 4 厘米长；将水烧开，放入桑白皮、泽泻煮沸 1 分钟，转文火再 5 分钟。

【用法】 稍凉可饮。

【功效】 桑白皮甘寒，入肺经，泻肺平喘，利水消肿。泽泻性寒，味甘。利水，渗湿，泄热。两者合用有祛痰利尿、降压降脂的功效。适用于肥胖者素有痰咳、高血压、高脂血症、尿少的水肿患者。

【禁忌】 肾虚精滑无湿热者禁服。

◎ **山楂枸杞槐花减肥茶**

【原料】 山楂 10 克，槐花 10 克，麦芽 15 克，枸杞子 30 克，萝卜 1 根。

【制法】 先将萝卜加 1500 毫升（约 6 碗）的水，大火煮沸再转小火直到萝卜煮熟。加入其他药材，再煮 15 分钟即可。

【用法】 代茶饮用。

【功效】 山楂可降低胆固醇和血脂，预防消化不良。麦芽能消除米、面堆积引起的胃胀不适。槐花可以预防因生活不规律，熬夜后引起的火气上升或痔疮发作。本茶具有降压、祛脂、减肥的功效。适用于高血压病、血脂异常的患者。

◎ 什锦乌龙减肥茶

【原料】 生薏苡仁 30 克，冬瓜子仁 100 克，赤小豆 20 克，干荷叶 6 克，乌龙茶 6 克。

【制法】 将荷叶和乌龙茶用纱布包好，封口；薏苡仁、冬瓜子仁、赤小豆洗净，共放锅中，加水熬煮至豆熟，入纱布包，再煮几分钟，取出纱布包。

【用法】 随意食用。

【功效】 具有健脾消肥的功效。适用于脾虚湿阻证肥胖症患者。

◎ 三七减肥茶

【原料】 三七 5 克，绿茶 3 克。

【制法】 将三七洗净，晒干或烘干，切成饮片或研末；三七与绿茶同放入杯中，用沸水冲泡，加盖，闷 15 分钟即可饮用。

【用法】 代茶饮用。一般可连续冲泡 3 ～ 5 次。

【功效】 具有活血化瘀、抗脂肪肝的功效。适用于气滞血瘀型脂肪肝患者。

◎ 三花减肥茶

【原料】 玫瑰花 30 克，茉莉花 30 克，代代花 30 克，川芎 30 克，荷叶 30 克。

【制法】 将以上原料研为末，混合，分为 15 包。

【用法】 每日取 1 包，放入杯中，加沸水冲泡，代茶饮用。

【功效】 具有化浊降脂、轻身减肥的功效。适用于痰湿内盛证肥胖症患者。

◎ 首乌山楂乌龙减肥茶

【原料】 乌龙茶 5 克，制何首乌 30 克，山楂 20 克，冬瓜皮 20 克。

【制法】 将何首乌、冬瓜皮、山楂同时入锅煮至山楂烂熟，滤渣取汁。

【用法】 用汤汁泡乌龙茶即可饮用。代茶，频频饮用，可连续冲泡3～5次。

【功效】 具有降脂减肥、滋补肝肾、活血化瘀的功效。适用于各种单纯性肥胖症及身体偏胖者，对兼有早衰、眩晕、冠心病者尤为适宜。

【禁忌】 睡眠不好者不宜饮用。

◎ 粟米减肥茶

【原料】 陈粟米 500 克，冬瓜仁 100 克，芝麻 250 克，粳米 250克，黄豆 250 克，赤小豆 250 克，绿豆 250 克，粗茶 250 克，莜麦面1500 克。

【制法】 将陈粟米、粳米、黄豆、赤小豆、芝麻、绿豆炒熟，与拣净的粗茶混合均匀，并研为细粉。将莜麦面炒熟，加干姜、花椒、小茴香共研成细粉末，与上述细粉混匀，入罐存放，备用。将冬瓜仁切碎，捣成泥糊状，备用。

【用法】 早晚分食。用时每次取 3 匙炒粉、1 匙仁糊，同放入杯中用沸水冲泡，加盖，闷 15 分钟，频频饮用。连续饮用两个月为一疗程。

【功效】 具有降脂减肥、健脾利湿的功效。适用于各种单纯性肥胖症及身体偏胖者，对兼有血脂异常者尤为适宜。

◎ 桃花减肥茶

【原料】 川桃花 15 克。

【制法】 桃花泡水喝。

【用法】 代茶饮用。

【功效】 具有去水消胖、减肥、使脸色红润的功效。适用于肥胖患者。

◎ 乌龙减肥茶

【原料】 乌龙茶 4 克，葛花 3 克。

【制法】 放入有盖的茶杯中，用沸水冲泡，加盖闷5分钟即可饮用。

【用法】 上下午各冲泡1次。代茶，频频饮服。每杯茶可连续冲泡3～5次。

【功效】 乌龙茶具有提神益思、消除疲劳、生津利尿、解热防暑、杀菌消炎、解毒防病、消食去腻、减肥健美等功效；葛花味甘性凉，有解酒醒脾、止血作用。两者合用消脂减肥，适用于各种单纯性肥胖症及身体偏胖者。

【禁忌】 睡眠不好者不宜饮用。

◎ 鲜荷叶减肥茶

【原料】 鲜荷叶1张（干荷叶半张）。

【制法】 将鲜荷叶1张（干荷叶半张）洗净，切细丝，入锅，加水适量，煎煮20分钟。

【用法】 过滤取汁代茶，频频饮用，当日服完。

【功效】 荷叶味苦涩，性平，归肝、脾、胃、心经，有清暑利湿、升发清阳、凉血止血等功效。适用于各种单纯性肥胖症及身体偏胖者，尤其适宜肥胖者夏季服用。

【禁忌】 脾胃虚弱者不宜饮用。

◎ 香蕉橘皮减肥茶

【原料】 香蕉60克，陈皮5克，茶叶8克。

【制法】 先将香蕉去皮，切成细丁，将三者置入大杯里，倒入沸水加盖闷泡10分钟，调入蜂蜜即成。

【用法】 每日1剂，分2次冲服。

【功效】 香蕉味甘性寒，可清热润肠，促进肠胃蠕动；陈皮味辛、苦，性温，入脾、肺经，有理气健脾、燥湿化痰、降脂减肥等功效。两者与茶叶合用具有润燥健脾、降脂减肥之功效。适用于肥胖症伴有食积、高血脂等患者。

【禁忌】 脾虚泄泻者不宜饮用。

◎ 香菇红茶减肥茶

【原料】 香菇 25 克，红茶 5 克。

【制法】 将香菇洗净晒干后粉碎，与红茶混匀。每次饮用前将香菇红茶粉放入茶杯中，加沸水冲泡，加盖闷 10 分钟后饮用。

【用法】 代茶，频频饮用，可连续冲泡 3 ~ 5 次。

【功效】 香菇味甘、平，性凉，入肝、胃经，有补肝肾、健脾胃、益气血、益智安神、美容颜之功效。其与红茶合用有益气养胃、降脂减肥的作用。适用于各种单纯性肥胖症及身体偏胖者，对兼有慢性胃炎、血脂异常者尤为适宜。

【禁忌】 香菇为动风食物，顽固性皮肤瘙痒症患者忌食。红茶性温，趁热喝有助于暖胃，但体热者忌饮。

◎ 泻叶减肥茶

【原料】 番泻叶 2 ~ 3 克，绿茶 5 克。

【制法】 将 2 味一同放入杯中，加入沸水冲泡。

【用法】 每日 1 剂，随渴随饮。

【功效】 具有清热行滞、通便利水的功效。适用于胃热湿阻证肥胖症患者。

◎ 银杏菊花减肥茶

【原料】 银杏叶 6 克，菊花 6 克，枸杞子 15 克，乌龙茶 6 克。

【制法】 将上述 4 味混匀，取适量水冲开，闷泡 10 分钟。

【用法】 随意服之。

【功效】 银杏性平，味甘苦涩，有小毒，归肺、肾经。有敛肺气、定喘嗽、止带浊、缩小便、消毒杀虫的功效。菊花味辛、甘、苦，性微寒，归肺、肝经。有散风清热、平肝明目的功效。枸杞子性平，味甘，归肝、肾、肺经。有养肝、滋肾、润肺的功效。此茶饮用具有提神解渴、健脑明目、去脂减肥的功效。适用于肥胖症、高脂血症的患者。

【禁忌】 菊花性凉，气虚胃寒、食少泄泻者慎服。

◎ 银杏叶芹菜减肥茶

【原料】 银杏叶（干品）10 克，新鲜芹菜 250 克。

【制法】 将银杏叶洗净，晒干或烘干，研成粗末，一分为二，装入棉纸袋中，封口挂线，备用。将新鲜芹菜择洗干净，保留叶茎及连叶柄的根部，切碎，放入果汁机中，快速绞榨取汁，备用。

【用法】 每日 2 次，每次取银杏叶袋放入杯中，加适量芹菜汁，用沸水冲泡，加盖，闷 15 分钟，代茶频频饮用，每袋可连续冲泡 3 ~ 5次。当日饮完。

【功效】 芹菜性凉，味甘、辛，入肺、胃、肝经，清热除烦，平肝，利水消肿，凉血止血。与银杏叶合用具有平肝清热、散瘀降脂的功效。适用于各种单纯性肥胖症及身体偏胖者，对兼有冠心病、高血压病、脂肪肝者尤为适宜。

【禁忌】 芹菜性凉质滑，故脾胃虚寒、肠滑不固者慎用。

◎ 玉米奶减肥茶

【原料】 鲜嫩玉米 100 克，牛奶 250 毫升，精盐 0.5 克。

【制法】 鲜嫩玉米洗净后剥粒，捣烂成泥糊状入锅中，加水适量煨煮 30 分钟，过滤取汁，加入牛奶、精盐，再煮至将沸时，离火即成。

【用法】 早晚分饮。

【功效】 具有祛脂减肥、利肠通便的功效。适用于各种单纯性肥胖症及身体偏胖者，对兼有血脂异常、习惯性便秘、糖尿病者尤为适宜。

【禁忌】 痰湿体热的患者少食。

◎ 枣叶减肥茶

【原料】 大枣 50 克，番泻叶 100 克。

【制法】 将枣去核，焙干，捣为粗末；番泻叶亦焙干轻捣，混合均匀，装瓶备用。

【用法】 每次取 5 克，用沸水冲泡，加盖闷 20 分钟后，代茶饮用。

【功效】 具有健脾、减肥的功效。适用于肥胖症伴有食积、高血脂等患者。

◎ 泽泻首乌减肥茶

【原料】 泽泻 10 克，何首乌 10 克，山楂 10 克，丹参 15 克，白糖 10 克。

【制法】 将前 4 种原料放入砂锅，加水煎煮 20 分钟，取汁约 150 毫升，加入白糖。

【用法】 每日 1 剂，饮用。

【功效】 具有利湿活血、降脂减肥的功效。适用于气滞血瘀证或痰湿内盛证肥胖症患者。

五、减肥药粥

药粥疗法是在中医理论的指导下，选择适当的中药，和米谷配伍，再加入一定的调味配料，同煮为粥，是以药疗疾、以粥扶正的一种预防和治疗疾病的食疗方法。下面介绍一些能减肥的药粥方，以供选用。

◎ 白扁豆山药减肥粥

【原料】 大米 100 克，白扁豆 30 克，山药 30 克，白糖适量。

【制法】 将白米、白扁豆均淘洗干净；鲜山药洗净，去皮，切片。锅置火上，放入适量清水，烧沸后，将米、白扁豆下锅，煮至半熟时加入山药片，煮至烂熟即成。

【用法】 加少量白糖做早餐食用。

【功效】 具有健脾和胃、消暑化湿的功效。适用于脾胃湿滞型肥胖症患者。

◎ 菠菜减肥粥

【原料】 菠菜 150 克，粳米 100 克。

【制法】 将菠菜洗净，切段，放入开水中焯一下，捞出备用。粳米淘净，放入锅中，加水适量，煮至半熟后放入菠菜，同煮至粥熟。

【用法】 每日早晚食用。

【功效】 具有清热解毒、润燥通便的功效。适用于胃热湿阻证肥胖症患者。

◎ 补骨脂减肥粥

【原料】 补骨脂 10 克，粳米 50 克。

【制法】 将补骨脂放入砂锅，加水煎煮 20 分钟，去渣取汁，加入淘净的粳米煮成粥。

【用法】 空腹温热服食。

【功效】 具有补脾温肾的功效。适用于脾肾阳虚证肥胖症患者。

◎ 绿茶减肥粥

【原料】 绿茶 10 克，粳米 50 克，白糖 5 克。

【制法】 将绿茶加水煎取浓汁，去茶叶，取茶汁与粳米同放锅中，加适量水，煮为稀粥，加白糖拌匀。

【用法】 每日早晚 1 次，温热服食。

【功效】 具有利水、解毒、化痰、降脂的功效。适用于胃热湿阻证或痰湿内盛证肥胖症患者。

◎ 车前叶减肥粥

【原料】 新鲜车前草叶 50 克，葱白 10 克，粳米 120 克。

【制法】 将车前草叶洗净，切碎；葱白洗净，切段，与车前草叶一同放入锅中，加水煎汤，去渣，再加入淘净的粳米煮成粥。

【用法】 每日分 2 次早晚服食。

【功效】 具有清热利水、祛痰降浊的功效。适用于痰湿内盛证肥胖症患者。

◎ 赤小豆减肥粥

【原料】 粳米 50 克，赤小豆 50 克。

【制法】 先将赤小豆用温水浸泡 2 小时，然后加水煮至豆烂，再与粳米同煮至粥成。

【用法】 每日早餐食用。

【功效】 具有利水消肿、健脾和中的功效。适用于痰湿内盛证肥胖症患者。

◎ 大枣小麦减肥粥

【原料】 小麦 100 克，大枣 15 枚，麦冬 12 克。

【制作】 将小麦、大枣、麦冬淘洗干净，放入砂锅内煮粥，待煮好后调味。

【用法】 每日早、晚分食。

【功效】 具有养心安神、和中缓急的功效。适用于各种单纯性肥胖症者。

【禁忌】 凡有湿痰、积滞、虫病者，不宜多用。

◎ 豆汁米糊减肥粥

【原料】 粳米 100 克，黄豆 20 克。

【制作】 将黄豆用水泡软，加水磨成豆浆，用纱布过滤去豆渣。粳米淘净后用水泡过，磨成糊，用纱布过滤去米渣。锅内加水适量，烧沸后加入豆浆，再沸时撇去浮沫，又沸，边下粳米糊边用勺沿一个方向搅匀，开锅后撇沫，继续搅拌并煮 5 分钟以上。

【用法】 每日早、晚分食。

【功效】 具有益气健脾、补虚去脂、降压降糖的功效。适用于各种单纯性肥胖症及身体偏胖者，对兼有神疲乏力、头昏自汗、气短食少等气虚证者尤为适宜。

◎ 冬瓜芝麻减肥粥

【原料】 冬瓜 300 克，小米粉 50 克，芝麻仁 10 克。

【制作】 将冬瓜削皮，去瓤籽，切成片。芝麻仁在锅内用小火炒熟。削下来的冬瓜皮洗净，切成细丝，入开水锅烫过。锅内加清水，加入冬瓜片煮熟，下入小米湿粉搅均匀为粥，撒入冬瓜皮细丝和芝麻仁即成。

【用法】 每日早、晚分食。

【功效】 具有利水消肿、清热止渴的功效。适用于所有减肥者食用，对中老年人尤为有益。

◎ 冬笋减肥粥

【原料】 冬笋 50 克，粳米 50 克。

【制法】 将冬笋洗净切片，与淘洗干净的粳米一同入锅，加水 500 毫升，先用大火烧沸，再转用小火熬煮成稀粥。

【用法】 每日早晚适量食用。

【功效】 具有降脂减肥的功效。适用于各种单纯性肥胖症及身体偏胖者，对兼有血脂异常、脂肪肝、习惯性便秘者尤为适宜。

【禁忌】 患有胃溃疡、胃出血、肾炎、肝硬化、肠炎、尿路结石、低钙、骨质疏松、佝偻病患者不宜多吃。

◎ 茯苓减肥粥

【原料】 白茯苓 15 克，粳米 50 克。

【制法】 白茯苓研为细粉，与粳米煮粥。

【用法】 每日早晚温热食服。

【功效】 具有渗湿利水、健脾和胃、宁心安神、消脂减肥的功效。适用于小便不利、水肿胀满、痰饮咳逆、呕逆、恶阻、泄泻、遗精、淋浊、惊悸、健忘等患者。也适宜于减肥之人食用。

◎ 枸杞子羊肾减肥粥

【原料】 枸杞子 30 克，羊肾 2 对，羊肉半斤，粳米 50 克，葱 1 根。

【制法】 将羊肾去膜洗净，羊肉切块。粳米、枸杞子、羊肾、羊肉、葱放入锅中加水同煮成粥。

【用法】 晨起作为早餐食用。

【功效】 具有温中养胃、明目养肝的功效。适用于各种单纯性肥胖症者。

◎ 海米麦片菠菜减肥粥

【原料】 海米20克,燕麦片100克,菠菜心60克,葱、姜、味精、芝麻糊各适量。

【制法】 将菠菜心洗净,用手择成小段。把海米洗净,浸泡在清水里1个小时左右。葱、姜洗干净,葱切段,姜切片。在锅中倒入500克清水,加入精盐、海米、葱段、姜片,上旺火煮开。撒入燕麦片煮3～5分钟,倒入菠菜心、味精、芝麻油搅拌一下,即可端下,盛入碗中食用。

【用法】 此粥熬好后可在饭前喝,早晚各1次。

【功效】 具有降血糖、降血脂、减肥的功效。适用于肥胖症、肠胃胀气、消化不良、动脉粥样硬化患者。

【禁忌】 大便溏薄,脾胃虚弱者忌食。

◎ 海带山药减肥粥

【原料】 水发海带300克,山药100克,粳米50克。

【制作】 将山药削去皮,洗净,用多功能绞肉机磨碎。海带洗去泥沙,放入清水锅中,煮至熟烂,捞出,用绞肉机磨碎。粳米淘洗干净备用。将洗净的粳米放入锅内,加清水适量,先用旺火煮沸,再改用小火继续煮熟,待米快要熟烂时,加入山药、海带碎末煮烂成粥即可。

【用法】 每日早、晚食用。

【功效】 具有降压降脂、减肥健美的功效。适合于所有人食用,尤其适合中、青年肥胖者。

【禁忌】 湿热及咳嗽有痰、甲亢及过敏体质者慎用。

◎ 黑木耳减肥粥

【原料】 水发木耳 50 克，粳米 100 克。

【制法】 水发木耳择洗干净，大的撕成小块；粳米淘洗干净。锅置火上，放入适量清水，放入粳米、木耳煮粥，先用旺火烧开后改用小火煮熟，便可食用。

【用法】 空腹温热服食。

【功效】 木耳味甘，性平，具有益气、润肺、补脑、轻身、凉血、止血、涩肠、活血、强志、养容等功效。其含有的特殊植物胶质有助于肠蠕动，促进肠道脂肪排泄，减少对食物中脂肪的吸收，具有防治肥胖的作用。适用于单纯性肥胖症及身体偏胖者。

◎ 红绿豆减肥粥

【原料】 红小豆 30 克，绿豆 30 克，粳米 60 克。

【制法】 将红小豆、绿豆、粳米淘净，共放锅中，加水适量，先用武火煮沸，再用文火熬煮成粥。

【用法】 每日早餐食用。

【功效】 具有利水渗湿、健脾益气的功效。适用于痰湿内盛证肥胖症患者。

◎ 荷叶减肥粥

【原料】 新鲜荷叶 1 张，粳米 100 克。

【制法】 取粳米煮粥，待粥熟后加适量冰糖搅匀，趁热将荷叶撕碎覆盖粥面上，待粥呈淡绿色时取出荷叶即可食用。

【用法】 可作夏季清凉解暑饮料，或作点心供早晚餐食用，既可温热食用，也可凉饮。

【功效】 具有清暑利湿、升发清阳、止血、降血压、降血脂的功效。适用于中暑、高血压、高脂血症、肥胖以及夏季暑热所致的头昏脑胀、胸闷烦渴、小便短赤等患者。

◎ **黄芪冬瓜减肥粥**

【原料】 炙黄芪 20 克，新鲜冬瓜 100 克，粳米 60 克。

【制作】 将黄芪放入砂锅，加水煎煮 2 次，取药汁备用；粳米淘净；冬瓜洗净切块，与粳米一同倒入药汁中，加适量水煮至粥熟。

【用法】 每日 1 次，空腹食用。

【功效】 具有益气健脾、利水渗湿的功效。适用于脾虚湿阻证肥胖症患者。

◎ **鲫鱼粟米减肥粥**

【原料】 鲫鱼 250 克，粟米 100 克，黄酒、葱白、生姜末、香醋、精盐、味精、麻油各适量。

【制法】 将粟米去杂，用清水浸泡发胀，再反复淘洗干净，待用。把鲫鱼用清水洗一遍，去鳞、鳃及内脏，再清洗干净，待用。将煮锅刷洗干净，放入鲫鱼，加清水、黄酒、葱白、生姜末、香醋、精盐，用大火煮沸后改用小火将鱼肉煮烂，用汤筛过滤，去渣留汁，加入粟米煮成稀粥，加入味精，滴入麻油即成。

【用法】 早、晚分 2 次分食。

【功效】 具有益气健脾、利尿消肿、降脂减肥的功效。适用于各种单纯性肥胖症及身体偏胖者，对兼有糖尿病、水肿、血脂异常者尤为适宜。

【禁忌】 感冒发热期间不宜多吃。

◎ **鲤鱼白菜减肥粥**

【原料】 大米 200 克，鲤鱼 1 条，白菜 500 克，葱花、生姜末、黄酒、精盐、鸡精各适量。

【制法】 将鲤鱼去鳞、鳃及内脏，洗净。白菜择洗干净，切丝。锅置火上，加水烧沸，放入鲤鱼，加葱花、生姜末、黄酒、精盐，煮至鱼肉极烂后，用汤筛过滤去刺，倒入淘洗干净的大米和白菜丝，再加适量清水，转小火煮至大米开花，调入鸡精，拌匀即成。

【用法】 早、晚分 2 次分食。

【功效】 具有利水肿、降压减肥的功效。适用于各种单纯性肥胖症及身体偏胖者，对兼有水肿、血脂异常、动脉硬化症者尤为适宜。

【禁忌】 有肝性脑病倾向及尿毒症者忌吃鲤鱼。

◎ 绞股蓝粟米减肥粥

【原料】 绞股蓝 15 克，粟米 100 克。

【制法】 将绞股蓝拣去杂质，洗净，放入纱布袋内，扎口备用。将粟米淘净后放入砂锅，加水适量，先用大火煮沸，加入绞股蓝药袋，继续用小火煨煮 30 分钟，取出药袋，滤尽药汁，再用小火煨煮至粟米酥烂即成。

【用法】 早晚分 2 次服用。

【功效】 具有益气补脾、化痰减肥降脂的功效。适用于各种类型的高脂血症，对脾气虚弱、痰湿内阻型脂肪肝患者尤为适宜。

◎ 橘皮减肥粥

【原料】 干橘皮 10 克，粳米 50 克。

【制法】 将橘皮晒干，碾为细末。粳米淘净，放入砂锅，加水适量，煮为稀粥，粥将熟时调入橘皮末，稍煮片刻即可。

【用法】 每日早晚温热服食。

【功效】 具有行气健脾、燥湿化痰的功效。适用于脾虚湿阻证或痰湿内盛证肥胖症患者。

◎ 决明子减肥粥

【原料】 决明子 15 克，粳米 100 克，冰糖 5 克。

【制法】 将决明子放入锅中，炒至有香味取出，再入砂锅中，加水煎汤，去渣取汁，加入粳米，再添适量水，煮成稀粥，加冰糖调味。

【用法】 每日 1 次，稍温服食。

【功效】 具有清热通便的功效。适用于胃热湿阻证肥胖症患者。

◎ 萝卜减肥粥

【原料】 新鲜白萝卜 100 克，粳米 100 克。

【制法】 将白萝卜洗净，切成薄片，捣烂取汁，与粳米一同放锅中，加适量水熬煮成粥。

【用法】 每日早晚食用。

【功效】 具有祛痰止咳、消食行气、清热利水的功效。适用于痰湿内盛证肥胖症患者。

◎ 绿豆减肥粥

【原料】 绿豆 50 克，粳米 100 克。

【制法】 先将绿豆洗净，后以温水浸泡 2 小时，然后与粳米同入砂锅内，加水 1000 毫升，煮至豆烂米开汤稠。

【用法】 每日 2 次或 3 次服完，夏季可当冷饮频食之。

【功效】 具有清热解毒、解暑止渴、消肿、减肥的功效。适用于暑热烦渴、疮毒疖肿、食物中毒等患者。

【禁忌】 脾胃虚寒腹泻者不宜食用。

◎ 绿豆燕麦减肥粥

【原料】 绿豆 100 克，燕麦片 200 克，冰糖 15 克。

【制法】 把绿豆淘洗干净，放进锅中，加适量水，用文火将绿豆煮烂。将燕麦片倒进锅中，再放冰糖，拌匀即可。

【用法】 早晚食用。

【功效】 具有润肠通便、清热解毒的功效。适用于冠心病、便秘等肥胖症患者。

【禁忌】 绿豆性寒，脾胃虚弱者不宜多吃。慢性胃肠炎、慢性肝炎、甲状腺功能低下者，忌多食绿豆。

◎ 绿豆海带减肥粥

【原料】 海带 60 克，绿豆 80 克，粳米 100 克，陈皮 1 片。

【制作】 将海带浸透，洗净，切丝。绿豆、粳米、陈皮分别（浸软）洗净。把全部用料放入沸水锅内，大火煮沸后转小火熬成粥，加精盐，再煮沸即可。

【用法】 每日早、晚分食。

【功效】 具有清热解暑、解毒生津、祛脂减肥的功效。适用于各种单纯性肥胖症及身体偏胖者，对兼有暑热证、血脂异常者尤为适宜。

【禁忌】 脾胃虚寒、消化不良者不宜食用。

◎ 马齿苋荠菜减肥粥

【原料】 马齿苋 250 克，粳米 100 克，荠菜 30 克。

【制法】 先将马齿苋去杂洗净切碎。荠菜去杂洗净。再将粳米淘洗干净，放入锅内，加入适量清水，用大火煮沸后转用小火煮至粥八成熟，加入马齿苋与荠菜，再煮 2 ~ 3 沸即成。

【用法】 每日早晚温热食服。

【功效】 具有清热利湿、降脂减肥的功效。适用于各种单纯性肥胖症及身体偏胖者，对兼有肠炎、慢性肝炎、血脂异常者尤为适宜。

【禁忌】 马齿苋有滑胎的作用。孕妇应禁忌食用马齿苋，体质虚寒者不能食用荠菜。

◎ 芡实减肥粥

【原料】 芡实米 50 克，粳米 100 克。

【制法】 煮粥。

【用法】 每日早晚温热食服。

【功效】 具有益肾、固精、补脾、止泻、祛湿、止带的功效。适用于梦遗、滑精、遗尿、尿频、脾虚久泻、白浊、带下患者和水湿过盛的减肥者食用。

◎ 芹菜陈皮减肥粥

【原料】 新鲜芹菜 150 克，陈皮 5 克，粟米 100 克。

【制法】 将芹菜择洗干净，除去根头，将芹菜叶及叶柄切成粗末，备用。将陈皮洗净后晒干，研成细末，待用。将粟米淘洗干净，放入砂锅，加水适量，大火煮沸后，改用小火煨煮 30 分钟，调入芹菜粗碎末，拌匀，小火煨煮至沸，加陈皮细末，拌匀即成。

【用法】 每日早晚温热分服。

【功效】 具有平肝降压、降脂减肥的功效。适用于各种单纯性肥胖症及身体偏胖者，对兼有高血压病、血脂异常者尤为适宜。

【禁忌】 脾胃虚寒者不宜多服。

◎ 芹菜首乌瘦肉减肥粥

【原料】 芹菜 150 克，制首乌 30 克，猪瘦肉末 50 克，粟米 100 克。

【制法】 将制首乌洗净，切片，晒干或烘干，研成细末，备用。将芹菜洗净，取其叶柄及茎，细切成粗末状，待用。将粟米淘洗干净，放入砂锅，加适量水，大火煮沸，加瘦肉末后改用小火煨煮 30 分钟，调入芹菜末及制首乌末，拌和均匀，继续用小火煨煮 20 分钟，粥成时加精盐、味精适量，拌匀即成。

【用法】 早、晚分 2 次分食。

【功效】 具有滋养肝肾、平肝降脂的功效。适用于各种单纯性肥胖症及身体偏胖者，对兼有血脂异常、高血压病者尤为适宜。

【禁忌】 芹菜性凉质滑，故脾胃虚寒、肠滑不固者食之宜慎。

◎ 肉桂减肥粥

【原料】 肉桂 10 克，粳米 50 克。

【制法】 将肉桂放入砂锅，加适量水，煎煮 20 分钟，去药渣，取药液下入粳米煮成粥。

【用法】 每日早晨空腹服食。

【功效】 具有温阳行水的功效。适用于脾肾阳虚证肥胖症患者。

◎ 山药羊肉减肥粥

【原料】 鲜山药 60 克，羊肉 100 克，粳米 150 克。

【制法】 山药煮熟或蒸熟后剥去皮；羊肉去脂膜，加水煮熟；将粳米淘净，放入锅中，加水适量，煮至将熟时放入羊肉、山药，再稍煮即可。

【用法】 每日早晚适量食用。

【功效】 具有健脾、暖胃、温肾的功效。适用于脾肾阳虚证肥胖症患者。

◎ 山药赤豆减肥粥

【原料】 山药 50 克，赤小豆 30 克。

【制作】 赤小豆淘洗干净；山药去皮切片。锅置火上，放入赤小豆及清水适量，煮至半熟，再放入洗净的山药片，煮至粥熟。

【用法】 晨起可做早餐食用。也可加 50 克白米同煮，成山药赤豆大米粥。

【功效】 具有利水消肿、减肥的功效。适用于所有减肥者食用。

【禁忌】 感染性疾病未愈者慎食。

◎ 参苓减肥粥

【原料】 党参 10 克，茯苓 15 克，生姜 3 克，粳米 100 克。

【制法】 将党参、茯苓放入砂锅，用凉水浸泡 30 分钟，煎煮 2 次，煎出的药液合并后与粳米、生姜一同煮成粥。

【用法】 每日分 2 次早晚食用。

【功效】 具有健脾、利水、除湿的功效。适用于脾虚湿阻证肥胖症患者。

◎ 太极减肥羹

【原料】 紫皮大蒜 50 克，小米 100 克。

【制法】 将紫皮大蒜去除外皮，洗净后切碎，剁成蒜蓉，备用。将小米洗净，放入砂锅，加水适量，大火煮沸后改用小火煨煮至小米酥烂稠黏，粥将成时调入大蒜蓉，拌和均匀做成太极图形即成。

【用法】 早、晚分服。

【功效】 具有行气除浊、降脂护肝的功效。适用于各种单纯性肥胖症及身体偏胖者。

◎ 虾米减肥粥

【原料】 海虾 30 克，粳米 50 克。

【制法】 将虾用温水浸泡 30 分钟，剥去虾壳，与淘净的粳米共放锅中，加水煮成稀粥。

【用法】 每日早晚温热服食。

【功效】 具有补肾温阳的功效。适用于脾肾阳虚证肥胖症患者。

◎ 苋菜粳米减肥粥

【原料】 苋菜 150 克，粳米 50 克。

【制法】 苋菜择洗干净，入沸水中焯一下，取出剁为碎末；粳米淘洗干净。锅置火上，放入适量清水、粳米煮粥，旺火烧开后改用文火煮至粥熟，加入苋菜末再煮 5 分钟，放入精盐、鸡精即可食用。

【用法】 每日早晚温热服食。

【功效】 具有清热利湿、减肥的功效。适用于肥胖者健康地减肥。

【禁忌】 苋菜性寒凉，阴盛阳虚体质、脾虚便溏或慢性腹泻者，不宜食用。过敏性体质的人食用苋菜后经日光照射有可能患植物日光性皮炎，此症较严重，需多加注意。

◎ 小米粉减肥粥

【原料】 粳米 100 克，小米粉 50 克。

【制法】 将小米粉加适量冷水调和，将粳米煮沸后加入小米粉糊同煮为粥。

【用法】 早晚餐温热服用。

【功效】　具有减肥、降血压的功效。对动脉硬化、冠心病、心肌梗死及血液循环障碍患者有一定的辅助治疗作用。高脂血症者常服也有效。

◎ 薏苡仁杏仁减肥粥

【原料】　薏苡仁 30 克，杏仁 10 克，冰糖 6 克。

【制法】　薏苡仁淘净，杏仁去皮尖。将薏苡仁放入锅中，加水煮沸，用文火熬至半熟，加入杏仁继续煮至粥熟，加入冰糖调和。

【用法】　早晚食用。

【功效】　具有健脾、利湿、祛痰的功效。适用于脾虚湿阻证或痰湿内盛证肥胖症患者食用。

◎ 银耳减肥粥

【原料】　大米 150 克，银耳 10 克，白糖适量。

【制法】　银耳用温水泡发，择洗干净，用手掰开。大米淘洗干净。锅置火上，加清水适量，放入大米煮粥，先用旺火烧开后再次用文火煮，粥煮至八成熟时加入银耳同煮至烂熟。

【用法】　放白糖，搅均匀，即可食用。

【功效】　具有润肺生津、滋阴养胃、益气安神、强心健脑、减少脂肪吸收、减肥的功效。适用于所有减肥者食用。

◎ 玉米燕麦减肥粥

【原料】　玉米粉 150 克，燕麦仁 100 克。

【制法】　燕麦仁去杂洗净。锅置火上，加入适量清水，下入燕麦仁煮至熟而开花，将用冷水调成的稀玉米糊徐徐倒入锅，用勺不停搅匀，烧开后改为小火稍煮，即可出锅食用。

【用法】　早、晚分 2 次分食。

【功效】　具有调中健脾、降糖、降血脂、降压、利尿的功效。适用于肥胖症患者食用。

【禁忌】　玉米发霉后能产生致癌物，所以发霉玉米绝对不能食用。

◎ 泽泻减肥粥

【原料】 泽泻 10 克，粳米 50 克。

【制法】 将泽泻研为粉。粳米淘净，放入锅中，加水煮至米开花，调入泽泻粉，改用文火煮至粥成。

【用法】 每日早餐温热服食。

【功效】 具有清热利水渗湿、消肿降脂的功效。适用于痰湿内盛证肥胖症患者。

六、减肥汤肴

◎ 白菜萝卜汤

【原料】 大白菜 20 克，白萝卜 250 克，嫩豆腐 250 克，香油 2 克，豆瓣酱 20 克，盐 15 克，酱油 15 克，花生油 75 克，味精 1 克。

【制法】 大白菜洗净，切成条块；白萝卜去根须，去皮切片；嫩豆腐切块，在开水中烫一下，捞出；豆瓣酱剁细。锅内放入花生油，烧热，入豆瓣酱，加酱油、味精调匀后，装放小盘内作调料用。炒锅烧热，放油，入白萝卜片炒几下，加入白菜再炒，加清水适量，用大火煮至萝卜、白菜酥烂，加入豆腐、盐稍煮，起锅时加豆瓣酱、香油、味精即成。

【用法】 佐餐食用。

【功效】 大白菜具有养胃利水、和中下气、消食的功效。白萝卜具有健胃消食、清热解毒、顺气止咳的功效。豆腐具有宽中益气、清热散血、消胀利水的功效。三者合用煮汤具有健身补虚、温中下气、利水减肥的功效。适合于中老年妇女肥胖症患者食用。

【禁忌】 大白菜性偏寒凉，胃寒腹痛、大便溏泻及寒痢者不可多食。

◎ 白汁鳜鱼汤

【原料】 活鳜鱼 1 条（约 1000 克），瘦火腿丁 25 克，青豆 50 克，料酒 25 克，精盐 6 克，味精 5 克，葱 10 克，姜 10 克，汤 100 克，水淀粉 10 克，生油 50 克。

【制法】 鳜鱼刮净鱼鳞，割开脐眼，去鳃和内脏，洗净后斩去两侧和背部鱼鳍，下开水锅烫一下捞出，放入冷水中，用小刀轻轻刮去皮面黑衣，在鱼肉两侧各划几刀使其入味，放少许盐擦匀，置长盆内，撒上味精，加葱姜、料酒，上笼用旺火蒸 15 分钟取出。将炒锅烧热，倒入生油，放入火腿、青豆，加入汤、精盐、味精，滗入鱼汤，待烧开后用水淀粉着芡搅匀，出锅浇在鳜鱼上即成。

【用法】 佐餐食用。

【功效】 具有利水减肥、养阴降压的功效。适用于各种单纯性肥胖症及身体偏胖者，对兼有体质虚弱、高血压病者尤为适宜。

◎ 菠菜鸡蛋汤

【原料】 菠菜 120 克，鸡蛋 1 枚，鸡精、胡椒、香油、食盐、葱花各适量。

【制法】 洗净的菠菜入开水锅内焯熟过凉水后攥干。把菠菜切成一厘米左右的段。锅内放入水和少许鸡精。水开放入菠菜。开锅后转小火淋入鸡蛋液。淋完马上关火加入盐、胡椒粉、鸡精和少许香油，撒上少许葱花即可。

【用法】 佐餐食用。

【功效】 菠菜是低热能食品，又含较多的粗纤维，有减肥功效。鸡蛋具有滋阴润燥、养血安神的功效。两者合用煮汤具有减肥、防止肥胖、使身体健美的功效。适用于肥胖症患者减肥食用。

【禁忌】 肠胃虚寒腹泻者少食，肾炎和肾结石患者不宜食。

◎ 菠菜银耳汤

【原料】 菠菜 100 克，银耳 10 克，精盐、芝麻油各适量。

【制法】 将菠菜择洗干净，用开水稍烫一下，捞出，沥干水分，切成 3 厘米长左右的段；银耳用温水泡好，择洗干净，去蒂，撕成小片。锅置火上，放适量清水、银耳，煮烂，然后放入菠菜，开锅，放入精盐、芝麻油调成淡汤盛入汤碗内即成。

【用法】 每天饮用两次。

【功效】 具有滋阴润燥、生津止渴的功效。适用于肥胖症伴老年糖尿病患者口渴或者便秘者。

【禁忌】 菠菜草酸含量较高，一次食用不宜过多。

◎ 冬瓜减肥汤

【原料】 冬瓜 500 克，麻油、精盐、味精各适量。

【制法】 将冬瓜洗净，去皮切块，入锅中加水熬汤，加麻油、精盐、味精调味。

【用法】 早晚餐温热服食。每日 1 剂，连服数天。

【功效】 具有利水、消肿、减肥的功效。适用于急性肾炎水肿、肥胖症伴有水肿者。

◎ 冬瓜鲤鱼汤

【原料】 冬瓜 1000 克，鲤鱼 750 克，料酒、精盐、白糖、胡椒粉、姜丝各适量。

【制法】 冬瓜去皮、瓤，洗净切片。鲤鱼去鳞、鳃、内脏，洗净，下油锅煎至金黄色，去腥，然后加入适量清水，下料酒、精盐、白糖、姜丝，熬至半熟，加入冬瓜熬烂，加胡椒粉调味。

【用法】 早晚餐温热服食。每日 1 剂，连服数天。

【功效】 具有清热、消痰、利水、解毒、减肥的功效。适用于孕妇及患有肾脏病、糖尿病、高血压、冠心病的肥胖症患者。

◎ 豆苗大蒜鱼丸汤

【原料】 鱼胶 100 克，豆苗 250 克，大蒜约 10 粒。

【制法】 鱼胶制成鱼丸；豆苗洗净；大蒜去衣洗净，拍烂。起油锅，放大蒜，稍炒后放清水适量，煮沸后放入鱼丸，待熟后再放豆苗，煮熟调味即成。

【用法】 佐餐食用。

【功效】 具有去除脂肪、健美身材、降脂瘦腿的功效。适用于肥胖症患者减肥食用。

◎ 番茄鞭尖笋汤

【原料】 番茄 100 克，鞭笋 10 克，色拉油 3 克，精盐、鸡精、清汤各适量。

【制法】 将鞭笋洗净，切成 3 厘米长的段；番茄洗净后，切除茄蒂，用开水烫一下，剥皮，切成块状。锅内放入色拉油上火烧热，将番茄块下锅煸炒至出红油，然后，放入鞭笋、清汤烧沸后，加入精盐、鸡精，调好口味，装入汤碗内即可上桌食用。

【用法】 佐餐食用。

【功效】 鞭笋具有去积食、防便秘、减肥的功效。鞭笋与低热能的西红柿配成此汤，有很好的减肥功效。适合于肥胖症患者食用。

【禁忌】 急性肠炎、菌痢及胃溃疡溃疡活动期患者不宜食用西红柿。

◎ 番茄海带汤

【原料】 番茄 200 克，干海带 30 克，香菇 30 克，黑木耳 30 克，味精、香油、精盐、葱、姜各适量。

【制法】 海带用水泡发洗净切成小块。香菇、黑木耳用水泡发洗净，香菇切成条，黑木耳撕成小朵备用。番茄去皮切片，葱、姜切碎备用。炒锅上火，倒入食用油，下葱、姜炒香，放入番茄片炒成糊状，倒入适量水烧沸，水烧沸后放入海带、木耳、香菇煮沸，然后改小火煮半小时，放入香油、盐、味精调味即可。

【用法】 佐餐食用。

【功效】 具有益气补虚、减肥散瘀、降脂的功效。适用于各种单纯性肥胖症者。

◎ 附片羊肉汤

【原料】 制附片 10 克，羊肉 1000 克，葱 25 克，姜 20 克，胡椒 3 克，食盐 6 克。

【制法】 将附片装入纱布袋中封上口。羊肉洗净，放入沸水锅中，焯至断红色捞出，切成小块，入清水中浸去血水。姜洗净拍破，葱切成段。取一砂锅，加入清水，置于火上，下葱、姜、胡椒、羊肉、附片药包，先用武火烧沸，再改文火炖 2 小时，至羊肉熟烂，捞出附片药包。

【用法】 佐餐食用。

【功效】 具有补肾健脾、益气温阳的功效。适用于脾肾阳虚证肥胖症患者。

◎ 枸杞子豆腐汤

【原料】 枸杞子 15 克，豆腐 100 克，精盐、香油、味精各适量。

【制法】 将枸杞子择洗干净，豆腐切成长方细条。锅内倒入清水，烧沸后下入豆腐条、枸杞子煮 10 分钟，放入少许精盐，滴入香油，撒入味精，烧一沸后即成。

【用法】 佐餐食用。

【功效】 具有健脾减肥、清肝降脂的功效。适用于各种单纯性肥胖症及身体偏胖者。对兼有肝经湿热型脂肪肝、脾气虚弱型脂肪肝者尤为适宜。

【禁忌】 豆腐含嘌呤较多，痛风患者及血尿酸浓度增高的患者忌食。

◎ 海带减肥汤

【原料】 海带 20 克，紫菜 10 克，冬瓜皮 30 克，西瓜皮 50 克。

【制法】 将紫菜、海带、冬瓜皮、西瓜皮同放一锅中，加清水适量煮熟，盛入碗中或汤盆中即成。

【用法】 可饮汤食海带、紫菜，在午餐饭前食用为宜。

【功效】 具有降血脂减肥的功效。适用于肥胖症患者。

◎ 海带豆腐汤

【原料】 豆腐 3 块，水发海带 100 克，葱花、酱油、味精、水淀粉、香油各适量。

【制法】 将豆腐切成小方丁，海带切丝待用。将汤锅置火上，放入花生油烧热，下入葱花炝锅，烹酱油，放精盐，加入清水、豆腐丁、海带丝，待汤开后，加味精，用水淀粉勾稀芡，淋入香油，起锅盛入汤碗内即成。

【用法】 可饮汤食海带，在午餐饭前饮用为宜。

【功效】 具有降血脂、减肥的功效。适用于肥胖症患者。

◎ 海带冬瓜汤

【原料】 海带结 200 克，冬瓜 200 克，姜片、料酒、精盐、鸡精各适量。

【制法】 海带结泡发好，洗净；冬瓜去皮去瓤，洗净切片。锅里油热，放入冬瓜煸一下；放适量清水，放入海带结、姜片、料酒，大火煮开，中火煮至冬瓜熟，放盐，鸡精调味即可。

【用法】 佐餐食用。

【功效】 具有化痰去湿、软坚散结、祛脂减肥的功效。适用于各种单纯性肥胖症者。

【禁忌】 脾胃虚弱、阳气不足、阴虚消瘦者不宜过食。

◎ 荷叶减肥汤

【原料】 新鲜荷叶 1 张，冰糖适量。

【制法】 鲜荷叶加水适量熬汤后加入适量冰糖即可。

【用法】 早晚餐温热食用。

【功效】 具有清暑利湿、升发清阳、降血脂、减肥的功效。适用于高脂血症、肥胖症以及夏季暑热所致头昏脑胀、胸闷烦渴、小便短赤等患者。

◎ 荠菜虾皮汤

【原料】 荠菜 50 克，鸡蛋 2 个，虾皮、精盐各适量。

【制法】 将荠菜老叶择掉，用水洗净。锅里水开后，将荠菜倒入，迅速翻匀，变色即捞出。另准备一盆凉水，将捞出的荠菜放入。取适量烫好的荠菜切碎。另起锅烧水，把切碎的荠菜放入，加入虾皮，开锅后倒入打散的鸡蛋，加精盐调味即成。

【用法】 佐餐食用。

【功效】 虾皮具有补肾壮阳、开胃化痰的功效。荠菜具有降压健脾、利水的功效。两者合用制成汤菜，具有健脾、利水、化痰的功效。适用于患有高血压病的肥胖症患者。

【禁忌】 过敏性鼻炎患者、支气管炎患者、反复发作性过敏性皮炎的老年人及患有皮肤疥癣者忌食。

◎ 荠菜马齿苋汤

【原料】 鲜荠菜 100 克，鲜马齿苋 100 克。

【制法】 将鲜马齿苋、鲜荠菜分别拣去杂质，洗净后，切成小段，同放入砂锅，加水适量，中火煨煮 20 分钟即成。

【用法】 喝汤，同时嚼服荠菜、马齿苋，早、晚 2 次分服。

【功效】 具有清热减肥、散瘀降脂的功效。适用于各种类型的高脂血症及各种单纯性肥胖症。

【禁忌】 脾胃虚寒、肠滑腹泻、便溏者慎服。

◎ 茭白鲫鱼羹

【原料】 鲜茭白 200 克，活鲫鱼 300 克，清汤 300 克，水淀粉 20克，油菜心 10 克，葱、姜各 10 克，料酒、水淀粉各适量。

【制法】 茭白削去老皮，切成小的滚料块，先入沸水锅烫过，再入凉水中浸凉，捞出沥净水分。活鲫鱼宰杀后刮鳞去鳃去内脏，洗净血污后放入锅中，加水、葱、姜、料酒烧开，待鱼肉能离骨时，取出剔下肉。油菜心洗净，切成 3 厘米长的段。炒勺内加清汤烧开，加入茭白、精盐，用小火烧 20 分钟，加入鲫鱼肉、油菜心、鸡精烧开，水淀粉勾芡，淋上香油后搅拌均匀即可。

【用法】 佐餐食用。

【功效】 鲫鱼营养丰富，为滋补佳品，是高蛋白低脂肪的鱼种，还含有钙、磷、铁以及维生素 B 和烟酸等物质。鲫鱼与茭白搭配制羹，具有较好的减肥健美功效。适用于肥胖症患减肥使用。

◎ 鲤鱼减肥汤

【原料】 鲤鱼 500 克，生姜、料酒各适量。

【制法】 鲤鱼洗净，去鳃及内脏，滚水汆烫。水烧开，放入鱼、生姜、料酒、盐，转小火煮 15 分钟（视鱼大小而定）至鱼熟。

【用法】 早晚餐温热服食。每日 1 剂，连服数天。

【功效】 具有利水、减肥的功效。适宜于产后肥胖者。

◎ 鲢鱼豆腐汤

【原料】 鲢鱼 1 条(约 250 克)，豆腐 100 克，葱 5 克，酱油 15 克，料酒 15 克，植物油 15 克，生姜 1 块。

【制法】 将鲢鱼剖开，去肠杂，洗净，切块；豆腐切块。锅烧热后，用生姜反复擦锅后，倒入植物油，烧热后放入鲢鱼，文火煎至两面呈金黄色，放入豆腐，加水、酱油、料酒、葱段，待鱼肉熟起锅。

【用法】 喝汤，吃鱼肉、豆腐。

【功效】 具有健脾和胃、利水消肿的功效。适用于脾虚湿阻证肥胖症患者。

◎ 萝卜海带汤

【原料】 白萝卜 300 克，海带 50 克。

【制法】 将海带洗净，用温水浸泡数小时，连水一同倒入锅中，煮沸；萝卜洗净，切片，放入锅中，直至熟烂。

【用法】 空腹食用。吃萝卜、海带，喝汤。

【功效】 具有化痰利水、除湿去油的功效。适用于痰湿内盛证肥胖症患者。

◎ 四丝紫菜汤

【原料】 紫菜（干）25克，竹笋20克，香菇（鲜）20克，豆腐干20克，花生油10克，酱油5克，香油5克，精盐3克，味精1克。

【制法】 将紫菜、竹笋、香菇、豆腐干切成细丝；锅放在火上，倒入花生油烧热，倒入清汤500毫升，加入紫菜、竹笋丝、香菇丝、豆腐干丝，烧开后，加入酱油、精盐、味精，淋入香油，盛入汤碗即可。

【用法】 佐餐食用。

【功效】 具有降脂减肥、强身健体的功效。适用于肥胖症伴高血压病、甲状腺疾病患者。

◎ 参芪鸡丝冬瓜汤

【原料】 鸡肉150克，冬瓜200克，党参10克，黄芪10克，食盐3克，味精1克。

【制法】 将冬瓜去皮，洗净，切片；鸡肉切丝，与党参、黄芪一同放入砂锅中，加水500毫升，煮沸后改用小火炖至八成熟，放入冬瓜片，熟后加食盐和味精调味。

【用法】 佐餐食用。

【功效】 具有健脾益气、利湿减肥的功效。适用于脾虚湿阻证肥胖症患者。

◎ 生菜鱼片汤

【原料】 净青鱼肉75克，生菜25克，蛋清、精盐、米酒、味精、淀粉、鲜汤各适量。

【制法】 鱼肉洗净切片放入小碗，加蛋清、盐、米酒、味精、淀粉拌和上浆；炒锅洗净，放入鲜汤、米酒、盐煮沸，投入鱼片划散；去浮沫后，加入洗净的生菜；再煮沸后加入盐、味精，片刻出锅，倒入汤碗即成。

【用法】 饭前或饭后喝汤吃鱼。

【功效】 具有消食利便、补气养胃、化湿利水、祛风除烦的功效。适用于肥胖症患者。

◎ 酸辣豆腐汤

【原料】 卤水豆腐半块，海带丝 100 克，香菇 1 朵，鸡蛋 1 个，洋葱 1/4 个，青椒半个，玉米淀粉 1 汤匙。

【制法】 豆腐切小块，海带丝洗净中间切两刀，香菇切片，鸡蛋打散备用。洋葱、青椒切丁。锅中放少量的油，依次放入洋葱、豆腐、香菇微微翻炒，锅中加少量的水，放入海带丝，水开后煮 3 分钟，淀粉加水搅匀倒入锅中。缓缓地倒入蛋液，1 分钟后加入青椒丁，依自己的口味调味即可。

【用法】 佐餐食用。

【功效】 具有宽中益气、消腹胀、开胃、清热化瘀的功效。适用于肥胖症患者。

◎ 酸菜冻豆腐汤

【原料】 冻豆腐 200 克，酸菜 150 克，海米 30 克，粉丝 50 克，香菜 10 克，香油 10 克，食盐、味精各适量。

【制法】 将冻豆腐用温水泡开，洗净，挤净水分，切成块；酸菜洗净切成横丝；香菜洗净切成 1.5 厘米的段；海米用温水泡开；锅中放水烧开，放入粉丝，待粉丝煮到八成熟时，放入冻豆腐块、酸菜丝，待煮熟后，放入香菜段，淋入香油，放进食盐、味精搅匀，盛进汤盆中即可。

【用法】 佐餐食用。

【功效】 具有益气和中、瘦身减肥、强身健体的功效。适用于各种单纯性肥胖症者，对兼有体质虚弱、大便干结者尤为适宜。

【禁忌】 豆腐含嘌呤较多，痛风患者及血尿酸浓度增高的患者慎食。

◎ 土豆番茄汤

【原料】 番茄300克，土豆（黄皮）300克，植物油35克，盐4克，白砂糖2克，味精3克，黄酒5克，大葱5克。

【制法】 将西红柿洗净后切去蒂，再剖开，切成6～8片待用；土豆洗净后削皮，再切成条状。将炒锅置于旺火加热，倒入食油烧至八成热时，倒入西红柿煸炒，再放入黄酒、盐、糖，煸炒至西红柿酥烂，放入适量鲜汤，再放入土豆，煮至土豆熟，加入味精，撒上葱花，即可盛装汤盘上桌。

【用法】 佐餐食用。

【功效】 具有健美减脂、健脾益气、消食减肥的功效。适用于肥胖症女性患者瘦身减肥。

【禁忌】 发芽的土豆有毒，不可食用。

◎ 西红柿烧蘑菇汤

【原料】 蘑菇120克，西红柿60克，冬瓜50克，粉丝30克，西红柿酱15克，葱、生姜、精盐各适量。

【制法】 将蘑菇去根，洗净，切成厚4毫米的片；冬瓜去皮，切成厚5毫米的片；西红柿切片；葱、姜切成丝。锅置火上，放入清汤，烧开后下入冬瓜、葱丝、姜丝，滚熟后加粉丝、蘑菇、西红柿和精盐，煮熟后再加鸡精和番茄酱，倒入汤碗中即可食用。

【用法】 佐餐食用。

【功效】 蘑菇具有防止便秘、降低血液中胆固醇含量的功效。西红柿具有清热利尿、健胃消食、降压、降胆固醇、减肥的功效。冬瓜具有利水、消肿、减肥的功效。三物营养成分全面，减肥效果好，适用于肥胖症患者减肥使用。

【禁忌】 蘑菇性滑，便泄者慎食。

◎ 虾仁冬瓜海带汤

【原料】 虾仁 100 克，冬瓜 500 克，海带 200 克，瘦肉 100 ～ 150 克，姜片、精盐、鸡精、芝麻油、胡椒粉各适量。

【制法】 将虾仁洗净，吸干水分；冬瓜洗净切粒；海带浸透，洗去咸味，剪片；瘦肉洗净切薄片。将冬瓜、海带放入汤煲，注入适量滚水，煲约 30 分钟，加入肉片，煲约 1 小时后，再放入虾仁、姜片，再稍滚片刻，加入精盐、鸡精、芝麻油、胡椒粉调味即可。

【用法】 每餐适量吃虾、冬瓜、海带，喝汤。

【功效】 虾仁具有补肾壮阳、开胃化食的功效。海带具有软坚散结、减肥的功效。冬瓜具有减肥的功效。三者合用煮汤含水分大，不含脂肪，具有减肥的功效。适用于肥胖症患者减肥使用。

◎ 虾仁萝卜汤

【原料】 鲜虾仁 30 克，白萝卜 50 克，香菜 10 克，清汤 400 毫升，食醋 5 克，味精 1 克，酱油 5 克，食盐适量。

【制法】 鲜虾仁洗净；白萝卜去皮、根，洗净，切成小片；香菜洗净切成小段，分别装入盘中待用。锅中放入清汤，上火烧开，倒入白萝卜片、精盐、酱油、醋，盖上锅盖煮开锅，再加入虾仁、鸡精、香菜煮熟，即可盛入汤盆中食用。

【用法】 每餐适量吃虾、萝卜，喝汤。

【功效】 虾仁具有减肥的功效。萝卜含热能较低，并含有多种维生素。两物相配，营养更加丰富、全面，功效加强，有利于健康地减肥。适用于肥胖症患者减肥使用。

◎ 香菇萝卜汤

【原料】 白萝卜 500 克，水发香菇 50 克，豌豆苗 25 克，清汤、料酒、精盐、味精、胡椒粉各适量。

【制法】 将白萝卜洗净，去根，切成细丝，下沸水锅中焯至八成熟，捞出放入碗内；将豌豆苗去杂质洗净，下沸水锅内稍焯捞出；将水发香菇去杂质洗净，切成丝。锅内加清汤、料酒、精盐、味精，烧沸后撇净浮沫，将萝卜丝、香菇丝一起下锅，烫一下捞出，放在汤碗内。汤继续烧沸，撒入豌豆苗稍烫，起锅浇在汤碗内，撒胡椒粉即成。

【用法】 佐餐食用。

【功效】 具有养胃理气、化痰降压的功效，此外还具有促进脂肪消耗、减脂、抗衰老的功效。适用于慢性胃炎、高脂血症、高血压病患者。

◎ 羊肉虾羹

【原料】 羊肉 100 克，虾 150 克，大蒜 40 克，食盐适量。

【制法】 将羊肉洗净，切片；虾去壳取肉，与羊肉、大蒜一同放入锅中，加水煮汤，肉熟后加食盐调味。

【用法】 每餐适量吃虾、羊肉、大蒜，喝汤。

【功效】 具有温肾助阳、补虚和中的功效。适用于脾肾阳虚证肥胖症患者。

◎ 银耳鹌鹑蛋汤

【原料】 银耳 150 克，鹌鹑 1 只，鹌鹑蛋 6 个，蘑菇 50 克，番茄 50 克，葱段 5 克，姜片 2 片，精盐 2 克，味精 1 克，料酒 12 克。

【制法】 将鹌鹑宰杀，去毛、内脏洗净，擦干后抹匀精盐和料酒，腌渍 20 分钟。锅内加水，放入鹌鹑，煮开后撇去浮沫，再加葱段、姜片、料酒，用微火炖 30 分钟，将肉捞出。汤内放入银耳、蘑菇及已经煮熟去壳的鹌鹑蛋，调好味再煮 10 ~ 15 分钟，最后下味精、番茄片烧开即成。

【用法】 吃鹌鹑，喝汤，食菜。

【功效】 具有美肤养颜、轻身益气、延年益寿的功效，是减肥、保持青春健美的好汤品。适用于肥胖症患者减肥使用。

◎ 鱼丸菠菜汤

【原料】 菠菜 250 克，草鱼 300 克，冬笋 70 克，香菇（鲜）50 克，鸡蛋150克，鸡汤1000毫升，大葱15克，鸡油15克，猪油（炼制）50克，胡椒粉1克，姜15克，料酒25克，味精2克，盐8克。

【制法】 冬笋去壳洗净切成薄片；菠菜摘心，洗净；葱和姜捣烂，用料酒取汁。将白鱼肉用刀背捶剁成细茸，先用冷汤浸发打散，加入适量的盐和冷汤，用力向一个方向搅动（搅到发亮上劲即取一点放到水中，以浮起水面为准），然后加入蛋清、猪油和葱姜酒汁，搅匀成鱼丸料。在锅中放入冷水，将鱼料挤成直径2厘米大的丸子，上火烧开煮熟，随即加入冷水（以免肉质不嫩），然后放入碗中。将油烧到六成热，下入冬笋片、菠菜，炒熟后装入汤盅内。另外在锅内放入鸡汤1000毫升、盐和味精，烧开再放入鱼丸，撇去泡沫后装入有冬笋和菠菜的汤盅内，撒上胡椒粉，放鸡油即成。

【用法】 吃鱼喝汤。

【功效】 具有通便、清热、减肥、健体的功效。适宜肥胖症患者食用。也适宜冠心病、动脉硬化、便秘等症患者食用。

◎ 紫菜冬菇肉丝汤

【原料】 猪瘦肉40克，紫菜15克，冬菇20克。

【制法】 瘦肉洗净，切丝，用生粉拌；紫菜撕成小片，用清水浸开，洗净；冬菇浸软，去蒂，洗净，切丝。把冬菇放入锅内，加清水适量，煮沸15分钟，放入紫菜煮沸后，再放肉丝煮沸，加入调味品即可食用。

【用法】 佐餐食用。

【功效】 具有降低血清和肝脏胆固醇、降脂、止头痛、减肥健美的作用。适用于高脂血症、肥胖症、高血压病、冠心病患者属肝肾不足，痰浊内阻，症见体胖痰多、头痛眩晕、心悸失眠、体倦乏力者。

◎ 竹荪三鲜汤

【原料】 水发竹荪150克，水发海参50克，熟猪肚50克，青菜心4棵，料酒、精盐、白糖、葱、姜、鸡精各适量。

【制法】 将竹荪去两头，洗净切段；海参去杂洗净切菱形薄片；猪肚切成薄片；青菜心洗净切两半。锅内注入鸡汤，烧沸加入海参、肚片、料酒、精盐、白糖、葱、姜，烧沸后撇去浮沫，加入竹荪、青菜心，再沸，拣去葱、姜，点入鸡精，出锅即可食用。

【用法】 每餐适量吃海参、猪肚，喝汤。

【功效】 海参具有强肾填精、滋阴润燥的功效，猪肚具有补脾胃的功效，与竹荪、青菜心合用具有强肾填精、滋阴润燥的功效。适宜于肥胖症患者食用。

【禁忌】 消化不良，痰多泻痢者少吃海参。

◎ 竹荪木耳汤

【原料】 水发竹荪100克，水发黑木耳50克，水发草菇50克，冬笋片25克，素鲜汤750毫升，精盐、味精、白糖、胡椒粉各适量。

【制法】 将竹荪洗净，剪去根，切成片，入沸水锅中氽透，捞出；草菇洗净，放入沸水锅中略氽捞出，沥干水；木耳洗净备用。炒锅上旺火，放油烧热，下黑木耳、竹荪片、草菇翻炒几下，倒入素鲜汤，下笋片，烧沸，加精盐、味精、白糖、胡椒粉，出锅盛入汤碗内即成。

【用法】 佐餐食用。

【功效】 具有抗癌减肥的功效。适用于肥胖症患者减肥。

七、减肥菜肴

◎ 白果炒虾仁

【原料】 白果（干）50克，虾仁300克，鸡蛋清40克，大葱5克，姜5克，淀粉5克，植物油20克，盐2克，味精2克，料酒5克，香油适量。

【制法】 虾仁放碗中，加料酒、盐、味精抓匀，再加蛋清、水淀粉上浆腌渍半小时；白果用水泡发待用。炒锅中加植物油烧热，放入虾仁、白果划开备用。锅内留底油，放葱姜末炒出香味，烹入料酒，加高汤、盐、味精，放入白果、虾仁翻炒，淋香油即成。

【用法】佐餐食用

【功效】白果具有扩张微血管、促进血液循环的功效，经常食用使人肌肤红润、精神焕发。虾仁可减少血液中胆固醇含量，具有防止动脉硬化、扩张冠状动脉、预防高血压及心肌梗死的功效。两者合用具有良好的健身养颜功效。适用于肥胖症兼有肺病的患者食用。

【禁忌】白果禁止生食，以免中毒。

◎ 拌豆腐干

【原料】豆腐干 100 克，葱 4 克，酱油 6 克，香油 3 克。

【制法】将豆腐干切成丝，放入蒸笼内蒸 10 分钟，取出盛盘；葱切成葱末，油锅烧热后，放入葱末煸炒至出香味，放入豆腐盘中，浇上酱油、香油，拌匀即可。

【用法】随意食用。

【功效】具有健脾益胃的功效。适用于痰湿内盛证或脾虚湿阻证肥胖症患者。

◎ 拌莴苣

【原料】莴苣 250 克，食盐 2 克，料酒、味精各适量。

【制法】将莴苣剥皮，洗净，切成细丝，加入食盐，搅拌均匀后去汁，放入料酒和味精，搅拌后即可。

【用法】佐餐食用。

【功效】具有健脾利水渗湿的功效。适用于脾虚湿阻证肥胖症患者。

◎ 炒二冬

【原料】水发冬菇 50 克，净冬笋肉 200 克，味精 2 克，酱油 10克，白糖 5 克，精盐 1.5 克，熟菜油 25 克，素汁汤适量。

【制法】 选用直径约 3 厘米的优质冬菇，去蒂洗净。冬笋切成长 3.5 厘米、宽 1.5 厘米、厚 0.1 厘米的骨牌块。炒锅置旺火上烧热，下菜油，将笋块入锅稍炒，即放入素汁汤和冬菇，煮 2 分钟，加酱油、精盐、白糖，再煮开即可

【用法】 佐餐食用。

【功效】 具有减肥、降压、健美的功效。适用于肥胖患者食用。

◎ 椿芽豆腐

【原料】 豆腐 300 克，鲜嫩香椿芽 100 克，香油 10 克，精盐适量。

【制法】 将香椿芽洗净后，用开水烫一下，挤去水分，切成细末。焯烫香椿时间要短，香椿叶烫蔫即可。将豆腐切成 0.7 厘米见方的小丁，用开水烫一下，捞出放在盘内，加入香椿芽末、精盐、香油拌匀即成。

【用法】 佐餐食用。

【功效】 豆腐具有止咳去痰、促进消化、降低血糖的功效。适用于患有糖尿病的肥胖症患者食用。中年人食后尤有效果。

◎ 醋熘白菜

【原料】 嫩白菜心 500 克，葱末 10 克，姜末 10 克，蒜末 10 克，醋 20 克，酱油 20 克，精盐、料酒、鸡精、水淀粉、花椒油各适量。

【制法】 将白菜劈成两半，切成 5 厘米长、1 厘米宽的条。锅内加植物油，用旺火烧至七成热时，放入白菜煸炒，待白菜煸透时出锅。锅内另加油烧热，放入葱、姜末炒出香味，烹入醋，放入白菜心，加入酱油、精盐、料酒，翻拌均匀，加入鸡精，水淀粉勾芡，淋上花椒油即可。

【用法】 佐餐食用。

【功效】 具有良好的清热减肥功效。适合所有肥胖症患者减肥使用。

◎ 冬菇烧面筋

【原料】 面筋 100 克，冬菇（干品）5 克，冬笋 25 克，白糖 10 克，淀粉 10 克，植物油 10 克，酱油 10 克。

【制法】 将面筋切成块；冬笋切成薄片；冬菇用温水泡洗干净，去蒂切片。油锅烧热后先炒面筋，再下冬菇、冬笋，翻炒几下，加入酱油、白糖，略加水同煮。

【用法】 佐餐食用。

【功效】 具有健脾和中、理气化痰的功效。适用于痰湿内盛证肥胖症患者。

◎ 冬菇烧白菜

【原料】 冬菇 3 克，白菜 250 克，食盐 5 克，植物油 10 克，味精 1 克。

【制法】 用温水泡发冬菇，去蒂洗净；白菜洗净，切成 3 厘米长的段。将油锅加热，放入白菜炒至半熟，再将味精、食盐、冬菇放入，加上适量水，盖上锅盖，烧熟即可。

【用法】 佐餐食用。

【功效】 具有理气化痰、清利肠胃的功效。适用于痰湿内盛证肥胖症患者。

◎ 冬瓜清炖鹌鹑

【原料】 鹌鹑 400 克，冬瓜 200 克，葱、姜各 10 克，花椒 10 粒，精盐、味精、料酒各适量，高汤 400 克，米醋少许。

【制法】 将宰杀好的鹌鹑剁去爪尖、嘴尖，从脊骨处一剖为二，入开水锅烫去血污；冬瓜切成核桃大小的块。锅内加高汤、盐、料酒、葱、姜、花椒、鹌鹑，先用旺火烧开，改用小火，保持汤锅微沸，炖至五成熟时，加冬瓜块、米醋同煮至熟烂，加入味精，拣出葱、姜、花椒即成。

【用法】 佐餐食用

【功效】 具有清热消肿、补中益气的功效。适用于有轻身健体、减肥需求的肥胖症患者。

◎ 冬笋炒肉丝

【原料】 净冬笋 400 克，猪瘦肉 50 克，酱油 10 毫升，味精 1 克，鲜汤 50 毫升，葱、生姜各适量。

【制法】 将冬笋切成片，再切成细丝；猪瘦肉切成细丝；葱、姜切丝。炒锅内加植物油，烧至五成热时，加葱、姜丝炒出香味，加入肉丝、酱油、料酒、冬笋丝翻炒入味，加精盐、鲜汤、味精稍煨，待熟时加入鸡精，颠翻炒锅，盛入盘内即可。

【用法】 佐餐食用。

【功效】 具有良好的滋补、减肥、健美的功效。适合肥胖者减肥食用。

【禁忌】 冬笋烹制要透，夹生易使人肠胃受损。

◎ 香菇扒茼蒿

【原料】 茼蒿 300 克，香菇（鲜）50 克，植物油 20 克，大葱 5 克，大蒜（白皮）10 克，盐 2 克，香油 1 克，淀粉 5 克，料酒 10 克。

【制法】 将茼蒿洗净，切段，放入开水中焯一下，沥干；香菇洗净，切小片；葱、蒜洗净，葱切段，蒜切片。锅中放油烧热至七成热，爆香葱段、蒜片，下香菇翻炒；倒入料酒及少量水，放入茼蒿段煸炒至熟，加盐调好味；用水淀粉勾芡，淋入香油即可。

【用法】 佐餐食用。

【功效】 茼蒿具有促进新陈代谢、减少脂肪堆积、减肥的功效。香菇具有降脂减肥、强健身体的功效。此两种搭配具有健美减肥的功效。适合肥胖患者食用。

【禁忌】 茼蒿辛香滑利，脾虚泄泻者不宜多食。

◎ 豆瓣黄鱼

【原料】 黄鱼 400 克，豆瓣酱 20 克，冬瓜 20 克，植物油 10 克，葱、姜各 5 克，清汤 300 克，料酒、精盐、鸡精各适量。

【制法】 将黄鱼去鳞，去鳃，去内脏，洗净血污，用刀在鱼身两侧划斜直刀纹；葱、姜切末；冬瓜切成 1 厘米见方的丁。炒勺内加植物油，烧至四成热时，加葱、姜末烹炒出香味，加豆瓣酱炒后加清汤、料酒、精盐烧开，下入黄鱼，改用中火烧至入味，待六成熟时加入冬瓜煨烧，汤汁剩 50 克左右时，加鸡精调匀即成。

【用法】 佐餐食用。

【功效】 大黄鱼是高蛋白、低脂肪、低胆固醇类食品，是高血压、肥胖者的理想食物。适用于所有减肥者食用。

◎ 番茄牛肉片

【原料】 鲜番茄 300 克，嫩牛肉 100 克，葱、姜各 10 克，植物油 10 克，水淀粉 5 克，鸡蛋清 5 克，精盐、料酒、清汤各适量。

【制法】 将牛肉切成薄片，加料酒、精盐抓均匀，再加鸡蛋清、水淀粉抓均匀；鲜番茄洗净切成小块；葱、姜切末。炒勺内加植物油，烧至五成热时，加葱、姜末炒出香味，倒入牛肉翻炒，烹入料酒、清汤稍煨，加番茄块、精盐炒熟即成。

【用法】 佐餐食用。

【功效】 具有健脾养胃、除湿气、利尿凉血、清热解毒等功效。适用于中青年人减肥食用。

◎ 番茄鱼

【原料】 鲤鱼 2000 克，西红柿 800 克，番茄酱 100 克，胡椒粉 3 克，食盐 6 克，黄酒 20 克，白糖 5 克，葱、姜、蒜各 10 克。

【制法】 新鲜草鱼切块，加姜丝、胡椒粉、黄酒，拌均匀后腌制 5 分钟；西红柿切丁备用。锅中放少许油，放入鱼块煎至定型，鱼块煎至半熟后加入开水，水开后炖 3 分钟；另起锅炒香葱、蒜和姜，然后加入西红柿丁，炒至西红柿变软，加盐、糖和适量的胡椒粉，炖至番茄出红汤，且汤汁变浓稠，再加入适量番茄酱，再煮 1 ～ 2 分钟；把炖好的番茄汁全部倒入鱼中，水开后继续炖 5 分钟即可。

【用法】 佐餐食用。

【功效】 西红柿具有生津止渴、健胃消食、清热利尿等功效。鲤鱼营养丰富，利水消肿，开胃健脾，并有促进新陈代谢的功效，有助于减肥。两者相配成菜，具有很好的减肥功效。

【禁忌】 不宜食用未成熟的番茄。青番茄含有生物碱苷（龙葵碱），食用后轻则口腔感到苦涩，重时还会有中毒现象。

◎ 海米炒豆芽

【原料】 绿豆芽 300 克，海米 30 克，葱 5 克，姜 5 克，花椒粒 10 粒，料酒、味精、精盐各适量。

【制法】 将绿豆芽掐去豆瓣和根须，洗净后沥水；葱、姜切丝；海米用料酒浸泡。炒锅内加花生油，烧至四成热时加入葱丝、姜丝、花椒粒、海米略炒，放入豆芽、料酒、味精、盐翻炒成熟即可。

【用法】 佐餐食用。

【功效】 具有清热消渴、减肥健美的功效。适用于有健美苗条、减肥益寿需求的肥胖症患者使用。

◎ 海蜇拌黄瓜

【原料】 水发海蜇 200 克，嫩黄瓜 200 克，生姜 10 克，精盐、鸡精、香油、醋各适量。

【制法】 将海蜇放入清水中浸泡，洗去盐分和矾，切成细丝后，再入清水中浸泡去净盐和矾。锅内水烧开，待水温达到八成热时，下入海蜇丝烫过。生姜、黄瓜洗净后切成细丝。将黄瓜丝、烫过的海蜇丝，加姜丝、盐、鸡精、香油、醋调拌均匀即可。

【用法】 佐餐食用。

【功效】 具有减肥、排毒、降糖、抗衰老、防癌、健脑的功效。适用于肥胖症患者减肥健美使用。

◎ 黑木耳烧草鱼

【原料】 黑木耳 100 克，草鱼肉 250 克，植物油 300 毫升，黄酒、精盐、湿淀粉、葱、姜、鲜汤、味精、胡椒粉各适量。

【制法】 将水发黑木耳去蒂，用清水漂洗干净，沥净水分；鱼肉洗净，切成薄片，放入盘内，放黄酒、精盐，将鱼肉腌渍片刻，取出鱼片，用湿淀粉浆好备用。炒锅上大火，放植物油烧至七成热，将鱼片放入锅内滑透，捞出，沥净油。炒锅上大火，留底油烧热，下葱末、姜末炝锅，放入鱼片，再下黑木耳、黄酒，快速煽炒片刻，加鲜汤烧沸，用湿淀粉勾薄芡，加精盐、味精，颠翻几下，撒胡椒粉，起锅装盘即成。

【用法】 佐餐食用。

【功效】 具有健脾利水、降脂减肥的功效。适用于各种单纯性肥胖症及身体偏胖者，对兼有水肿、血脂异常者尤为适宜。

【禁忌】 勿食掺假的黑木耳，大便稀溏者忌食。

◎ 黄瓜拌花生米

【原料】 黄瓜 1000 克，花生仁（生）100 克，胡萝卜 200 克，白砂糖 10 克，醋 10 克，盐 5 克。

【制法】 黄瓜、胡萝卜洗净切丁，花生米用清水煮熟，装盘，然后用盐、醋、糖一起拌匀即可。

【用法】 佐餐食用。

【功效】 黄瓜是护肤美容的佳品，可以有效地对抗皮肤老化，减少皱纹的产生，并可防治唇炎、口角炎。花生具有醒脾和胃、润肺化痰、滋养调气、清咽止咳的功效。胡萝卜内所含的琥珀酸钾，有助于防止血管硬化，降低胆固醇，对防治高血压有一定效果。三者配合，适用于各种单纯性肥胖症及身体偏胖者，对兼有慢性胃肠炎、血脂异常者尤为适宜。

◎ 胡萝卜炒海带丝

【原料】 胡萝卜 1 根，海带 150 克，洋葱 1/2 个，蒜 1 瓣，米醋

1/4 茶匙，糖 1/4 茶匙，盐 1/2 茶匙，生抽 1/2 茶匙。

【制法】 胡萝卜洗净，去皮，切成丝；海带切成丝；洋葱切成丝；蒜切片。锅中烧热油，下蒜片爆香，再下胡萝卜丝炒至近熟，下洋葱和海带丝，淋入米醋，调入糖，翻炒至软，最后调入盐和生抽，炒匀出锅即可。

【用法】 佐餐食用。

【功效】 具有减肥健美的作用。适用于所有欲减肥健美者食用，对中青年尤其适宜。

◎ 姜拌莴笋

【原料】 莴笋 500 克，姜 20 克，精盐、鸡精、醋、香油各适量。

【制法】 将莴笋剥去外皮洗净，切成细丝，放在盘中。姜切细丝后，取一半放在莴苣丝上。取另一半姜丝，加精盐、鸡精、醋、香油调成汁，浇在盘中菜上即成。

【用法】 佐餐食用。

【功效】 莴笋具有益五脏、利尿、减肥的功效。生姜具有促进血液循环的功效。生姜与莴笋搭配成菜，适用于体胖气壮者食用，欲减肥健美者食用尤有益处。

◎ 姜丝地瓜

【原料】 地瓜 2 个，生姜 1 块，植物油、料酒、精盐、鸡精、醋、清汤各适量。

【制法】 将鲜地瓜洗净切条，放入清水中稍泡捞出；姜切成细丝。炒勺内加植物油，烧至五成热时，加一半量的姜丝入锅，加地瓜条翻炒，烹入料酒，加精盐、鸡精、醋和少许清汤炒熟，盛出即成，撒上姜丝食用。

【用法】 佐餐食用。

【功效】 合理食用地瓜具有强身、轻体、健美苗条的功效。适合所有减肥者食用，对老人尤宜。

◎ 姜汁海带

【原料】 水发海带 500 克，生姜 20 克，精盐 2 克，味精 1 克，花椒 10 粒，料酒 5 克，醋 5 克，酱油、香油各适量。

【制法】 将水发海带刷洗干净，放入清水锅中，加花椒、料酒，先用旺火烧开，后改用小火煮至酥烂后捞出，沥净水后切成细丝。生姜切成细丝。将海带丝和姜丝混合一起，加入精盐、酱油、醋、香油调拌均匀即可。

【用法】 佐餐食用。

【功效】 海带具有健美苗条的功效。适用于中青年欲减肥苗条者食用。

【禁忌】 海带寒凉，脾胃虚弱的老年人宜少食。

◎ 凉拌海蜇丝

【原料】 海蜇丝 30 克，西红柿 50 克，黄瓜 20 克，醋 15 克，酱油 10 克，食盐 3 克，辣椒酱少许。

【制法】 将西红柿用开水烫过，去皮切丝；黄瓜洗净，切片；海蜇丝用水泡过，切成适宜长度，加酱油、醋、食盐、辣椒酱腌渍片刻，与黄瓜、西红柿混合拌匀即可。

【用法】 佐餐食用。

【功效】 具有清热、化痰、消积、润肠的功效。适用于痰湿内盛证或胃热湿阻证肥胖症患者食用。

◎ 凉拌青椒丝

【原料】 青辣椒 250 克，酱油 25 克，醋 25 克，精盐 5 克，味精 1 克，香油适量。

【制法】 将青辣椒洗净，去掉蒂和籽，用开水烫一下，沥去水分，切成丝装盘待用。食用时放入酱油、味精、精盐、醋，再淋上香油拌匀即成。

【用法】 佐餐食用。

【功效】 辣椒具有促进血液循环、抗菌杀虫、防癌的功效，而且辣椒素能促进脂肪的新陈代谢，防止体内脂肪堆积而引起肥胖。适用于所有需减肥者食用。

【禁忌】 眼疾、食管炎、胃肠炎、胃溃疡、痔疮患者应少吃或忌食辣椒。

◎ 凉拌苦瓜

【原料】 苦瓜500克，红辣椒30克，香油2匙，酱油半匙，豆瓣酱少许，蒜泥少许，盐、味精各少许。

【制法】 将苦瓜去蒂、去瓤，切成条，放入沸水锅中烫一下，捞出过凉开水，沥干水分，放入盘中待用。将红辣椒去蒂、去籽洗净，切成细丝，用盐腌5分钟，挤干水分。将蒜泥与红辣椒丝拌匀，加酱油、豆瓣酱、味精、香油，一起倒在苦瓜上，拌匀即可。

【用法】 佐餐食用。

【功效】 苦瓜具有抑制脂肪吸收、消肿、祛暑、减肥的功效。适用于高血脂患者。

【禁忌】 苦瓜含奎宁，会刺激子宫收缩，引起流产，孕妇应慎食。

◎ 麻辣羊肉炒葱头

【原料】 羊肉200克，葱头100克，生姜10克，植物油20克，植物油、花椒、辣椒、食盐、味精、黄酒、醋各适量。

【制法】 将羊肉洗净，切片；葱头切片；生姜切丝。油锅烧热，下花椒、辣椒，炸焦后捞出，再放入羊肉、姜丝、葱头煸炒，加食盐、味精、黄酒、醋调味，熟透收汁后出锅。

【用法】 佐餐食用。

【功效】 具有温阳利水的功效。适用于脾肾阳虚证肥胖症患者。

◎ 蘑菇豆腐

【原料】 蘑菇150克，豆腐250克，植物油，葱白、酱油、白糖、精盐、素鲜汤、味精、湿淀粉、香油各适量。

【制法】 将蘑菇洗净，切成薄片，入沸水中焯一下捞出，挤干水。豆腐切成小块，入沸水锅中略焯捞出，沥干水。炒锅上旺火，放油烧热，下葱白段炸香，放入蘑菇片炒片刻，放入豆腐块，下酱油、白糖、精盐、素鲜汤、烧沸后改中火烧至豆腐入味，放味精，用湿淀粉勾芡，淋上香油即成。

【用法】 佐餐食用。

【功效】 豆腐是高营养、高矿物质、低脂肪的减肥食品，其丰富的蛋白质有利于增强体质和增加饱腹感，有利于减肥的坚持。蘑菇营养丰富，含糖和脂肪少，食用后不会引起人体发胖。两物组成此菜，营养更加丰富，减肥作用显著。适用于所有需减肥者食用。

【禁忌】 痛风和血尿酸浓度增高的人群应少食豆腐等豆制品。

◎ 拍小红萝卜

【原料】 小红萝卜 250 克，酱油 30 克，香油 3 克，醋 3 克。

【制法】 将小红萝卜洗净，用刀拍破，装入碗中，浇上香油、酱油、醋，混合拌匀。

【用法】 佐餐食用。

【功效】 具有清热生津、顺气消痰的功效。适用于痰湿内盛证肥胖症患者。

◎ 芹菜炒香菇

【原料】 芹菜 400 克，香菇（鲜）50 克，精盐 2 克，淀粉（豌豆）10 克，酱油 3 克，味精 1 克，植物油 30 克。

【制法】 芹菜去叶、根，洗净剖开，切成约 2 厘米的长节，用盐拌匀约 10 分钟后，再用清水漂洗后沥干待用；香菇切片；与醋、鸡精、味精、淀粉混合装在碗里，加入水约 50 毫升，对成芡汁，待用。锅置旺火上烧热后，倒入油，待油冒青烟时，即可下入芹菜，煸炒 2 ～ 3 分钟后，投入香菇炒匀，淋入芡汁，速炒起锅，即可食用。

【用法】 佐餐食用。

【功效】 芹菜是高水分、低脂、低糖的佳蔬，具有降压、利水、健胃润燥的功能，有较好的减肥作用。香菇是降脂减肥、强身壮体的食用菌。两者相配制成菜肴，常食能减肥、健体。适用于患有高血压病的肥胖症患者食用。

【禁忌】 芹菜性凉，脾胃虚弱、胃及十二指肠溃疡者慎食。

◎ 清炖冬瓜

【原料】 冬瓜600克，植物油、葱、酱油、精盐各适量。

【制法】 冬瓜切片装盘备用。锅放油烧热，放入葱花等调味品炒香，倒入冬瓜片，大火翻炒几分钟后，倒入酱油，加盐，继续翻炒几分钟后，待冬瓜片熟了，出锅装盘即可。

【用法】 佐餐食用。

【功效】 具有改善血糖水平、降胆固醇、降血脂、防止动脉硬化等功效。适用于所有减肥者食用，对重度肥胖者尤有益处，是健美苗条的首选食物。

◎ 清炒竹笋

【原料】 竹笋250克，葱5克，生姜3克，植物油10克，酱油10克，食盐3克，味精少许。

【制法】 将竹笋剥去皮，除去老的部分，切成薄片；葱切段，生姜切丝。锅烧热，放入植物油，烧至九成热时，放入葱煸香，再放竹笋、姜丝、食盐，翻炒至笋熟，加味精，再翻炒几下即可起锅装盘。

【用法】 佐餐食用。

【功效】 具有清热化痰的功效。适用于痰湿内盛证肥胖症患者食用。

◎ 清炒土豆丝

【原料】 土豆300克，大葱5克，精盐6克，胡麻油2克，醋5克，花生油 8 克。

【制法】 大葱洗净切成丝待用；土豆削去外皮洗净，切成粗细均匀、长短一致的细丝放入大碗中用淡盐水浸泡片刻，捞出滤净水分。炒锅置火上，烧热后注入花生油，四成油温时下入土豆丝翻炒后入醋，接着下入精盐、葱丝翻炒成熟，加入胡麻油炒匀即可出锅装盘。

【用法】 佐餐食用。

【功效】 具有延缓衰老、减肥、健脾开胃等功效。适用于所有需减肥者食用。

【禁忌】 发芽的土豆不宜食用。

◎ 清炒菠菜

【原料】 菠菜嫩茎叶 400 克，葱丝、姜丝各 10 克，植物油 40 克，酱油 10 克，精盐、料酒、味精各适量。

【制法】 将菠菜洗净，根部用刀劈开，然后切成 3 厘米长的段，用沸水稍烫一下，捞出，沥干水分。锅上火，注入植物油烧至七成热，用葱、姜丝炝锅，然后倒入菠菜，加入酱油、精盐、料酒、味精，颠翻均匀出锅即成。

【用法】 佐餐食用。

【功效】 菠菜主要供给人体纤维素和维生素，肥胖者及便秘者常食，具有良好的减肥、通便润燥功效。适合所有减肥者食用，对青壮年肥胖者尤有益处。

◎ 清炒胡萝卜

【原料】 胡萝卜 400 克，葱 10 克，姜 5 克，花椒 5 粒，香菜 5 克，植物油、花椒、料酒、精盐、鸡精各适量。

【制法】 胡萝卜洗净，切成细丝；葱、姜切丝；香菜切成寸段。炒勺内加植物油，烧至四成热时加花椒炸出香味，加入葱丝、姜丝、胡萝卜丝翻炒，加入料酒、精盐、鸡精炒至断生时，加入香菜翻炒即可。

【用法】 佐餐食用。

【功效】 具有补脾消食、减肥健美之功效。适用于欲健美苗条者食用，对老年人尤有益处。

【禁忌】 胡萝卜素在油脂中溶解，因此烹制时宜用炒、烧等方法，不宜加醋太多，以免影响胡萝卜素的吸收。

◎ 山药炒苦瓜

【原料】 山药1根，苦瓜1根，水淀粉2克，植物油、姜、蒜、食盐、白糖各适量。

【制法】 苦瓜洗净，切除两头后对半切开，然后把内瓢去除，瓜肉切条。山药洗净去皮，切成长条状的小块备用。把苦瓜和山药分别浸泡在水中一段时间后捞出沥干。锅内倒入少许的植物油。油烧热后先把山药块翻炒，熟后立即出锅，控干油分。接着把苦瓜按照同样的步骤操作。把姜、蒜末倒入余油中爆香，把山药和苦瓜再次回锅翻炒，最后加入少许的食盐和白糖调味，入水淀粉勾芡后即可出锅。

【用法】 佐餐食用。

【功效】 苦瓜具有清热解毒的功效，而且去油效果非常好；山药能够滋补身体，而且不含任何脂肪，是非常经典的营养瘦身素食。两者同用具有益气健脾、减肥降脂的功效。适用于各种单纯性肥胖症及身体偏胖者，对兼有脾气虚弱型脂肪肝患者尤为适宜。

【禁忌】 脾胃虚寒者慎食苦瓜。

◎ 素炒大白菜

【原料】 大白菜250克，植物油10克，酱油20克，生姜3克，食盐2克。

【制法】 将白菜洗净，生姜洗净，切丝。油烧热后先放生姜丝，然后放入大白菜，用旺火快炒至半熟，再放酱油、食盐，炒至菜熟。

【用法】 佐餐食用。

【功效】 具有清热除烦、清利肠胃的功效。适用于胃热湿阻证肥胖症患者。

◎ 素炒豇豆

【原料】 豇豆 250 克，植物油 10 克，酱油 10 克，食盐 5 克，生姜 2 克。

【制法】 豇豆洗净切段，生姜切丝。油锅烧热后放入豇豆煸炒至半熟，放入姜丝、酱油、食盐，略加水，炒至菜熟。

【用法】 佐餐食用。

【功效】 具有健脾和胃的功效。适用于脾虚湿阻证肥胖症患者。

◎ 素焖扁豆

【原料】 扁豆 200 克，植物油 10 克，甜面酱 5 克，食盐 2 克，大蒜 2 克，生姜 2 克。

【制法】 扁豆洗净，从两端撕去老筋，切成段；生姜切成末；大蒜切片。烧热油后，将扁豆放入略炒，加水、甜面酱和食盐，调匀后用文火焖软，再加入蒜片、姜末，用旺火快速炒熟。

【用法】 佐餐食用。

【功效】 具有健脾益气、除湿降浊的功效。适用于脾虚湿阻证肥胖症患者。

◎ 素烧冬瓜

【原料】 冬瓜 250 克，香菜 5 克，植物油 10 克，食盐 5 克。

【制法】 将冬瓜削去外皮，切成小块；香菜洗净，切成段。油锅加热后先下冬瓜煸炒至稍软，加入食盐和少量水，盖上锅盖，烧熟后放入香菜即可。

【用法】 佐餐食用。

【功效】 具有清热利湿的功效。适用于痰湿内盛证肥胖症患者。

◎ 蒜泥黄瓜兔肉

【原料】 白煮熟兔肉 100 克，嫩黄瓜 300 克，水发木耳 5 克，大蒜 10 克，酱油 5 克，精盐 6 克。

【制法】　将熟兔肉用手撕成丝；嫩黄瓜洗净后入开水锅烫过，切成丝；木耳烫过切成丝。大蒜用石臼捣碎成蒜茸，加酱油、精盐、香油调成汁。将蒜泥加入兔肉丝调拌均匀，放于黄瓜丝上，食时现调。

【用法】　佐餐食用。

【功效】　具有较好的减肥健美功效。适用于所有需减肥者食用，尤其适合妇女食用。

【禁忌】

◎ 蒜蓉黄瓜

【原料】　黄瓜 400 克，食盐、大蒜、味精、白糖、麻油各适量。

【制法】　黄瓜清洗干净，去其两端，用刀拍碎，切成节，然后放入碗中，加盐和匀，腌渍 10 分钟；大蒜去皮洗净，用刀剁成细蓉。将腌渍后的黄瓜挤干水分，放入味精、白糖、蒜蓉、麻油拌和均匀，盛盘即成。

【用法】　佐餐食用。

【功效】　具有健壮机体、延缓骨质老化、减肥的功效。适于肥胖症患者减肥使用。

◎ 糖醋黄瓜圈

【原料】　黄瓜 200 克，白糖 10 克，食醋 10 克，香油 2 克，生姜 1 克。

【制法】　糖和醋放入碗中，倒入少许开水，使糖溶化，生姜洗净，去皮切成丝，放入糖醋汁中；将黄瓜洗净，切成 1 厘米厚的黄瓜圈，去瓤，洗净，沥去水分，放入糖醋汁中，浸泡 30 分钟后取出放盘中，淋上香油即可。

【用法】　佐餐食用。

【功效】　具有利水消肿、清热解毒的功效。适用于痰湿内盛证肥胖症患者食用。

◎ 糖醋萝卜丝

【原料】 萝卜 400 克，白砂糖 50 克，醋 50 克，鲜橘子皮 2 克，精盐适量。

【制法】 将萝卜洗净，削去周身的根须，切成 4 厘米长的细丝；鲜橘子皮入开水烫过，切成细丝。将萝卜丝和橘子皮丝拌均匀，加精盐、醋、白砂糖拌均匀即可。

【用法】 佐餐食用。

【功效】 萝卜含热能较低，可促进体内脂肪的分解。萝卜加醋调味，更增加了轻身润肤、减肥健体的功效，是健美佳肴。适合所有减肥者食用。

◎ 虾仁炒蛋

【原料】 虾 50 克，鸡蛋 1 个，胡萝卜 10 克，四季豆 10 克，香菇 1 朵，植物油 10 克，糖 5 克，酱油 3 克，食盐 2 克。

【制法】 将虾剥皮，去泥肠；香菇切碎；胡萝卜切小块，烫熟；四季豆去筋，切段；鸡蛋打散，放入糖、食盐和酱油，混合均匀。

油锅加热，放入虾仁，炒至变色，倒入香菇、胡萝卜、四季豆拌炒，最后将调好的蛋汁倒入炒熟。

【用法】 佐餐食用。

【功效】 具有温肾助阳的功效。适用于脾肾阳虚证肥胖症患者食用。

◎ 西芹拌虾仁

【原料】 西芹 200 克，红灯笼椒 50 克，嫩玉米笋 100 克，虾仁 50 克。

【制法】 将西芹切段，红灯笼椒切片，玉米笋切开，虾仁去肠泥洗净。将以上原料放入滚水中焯半分钟，迅速捞起放入冰水中冷却，沥干水分，放入有盖的大号保鲜盒中放入冰箱中冷藏备用，上桌前加入调料，再盖上盖子摇动拌匀，取出装盘即可。

【用法】 佐餐食用。

【功效】 虾仁富含蛋白质，脂肪含量少，常食不会使脂肪堆积在皮下。西芹具有降低血压的功效。两者合用具有调理动脉硬化，调理高血压的功效。适用于患有高血压的肥胖患者食用。

【禁忌】 对虾过敏者不宜食用。

◎ 鲜蘑炒豌豆

【原料】 鲜口蘑 100 克，鲜豌豆 150 克，酱油 10 克，植物油 10 克，食盐 3 克。

【制法】 将豌豆剥好；鲜蘑洗净，切成小丁。油锅烧热后，放入鲜蘑、豌豆、酱油、食盐，旺火快炒，炒熟装盘。

【用法】 佐餐食用。

【功效】 具有益气和中、利湿去脂的功效。适用于脾虚湿阻证肥胖症患者食用。

◎ 盐渍三皮

【原料】 西瓜皮 200 克，冬瓜皮 300 克，黄瓜 400 克，食盐 5 克，味精 1 克。

【制法】 将西瓜皮的蜡质外皮削去，冬瓜皮削去绒质外皮，黄瓜去瓤心，共洗净，分别略煮熟，待凉，切块。将三者置于容器内，放入食盐和味精，12 小时后可食用。

【用法】 适量佐餐食用。

【功效】 具有利湿化痰、去脂减肥的功效。适用于痰湿内盛证肥胖症患者食用。

◎ 洋葱炒豆腐皮

【原料】 洋葱 150 克，豆腐皮 200 克，植物油 15 克，精盐 2 克，酱油 5 克，料酒、鸡精各适量。

【制法】 将洋葱剥去皮洗净，用刀一剖为二，去掉根蒂，顺切成丝；豆腐皮切成 3 厘米长的丝。炒勺内加植物油，烧至三成热时，下入洋葱丝煸炒，烹入料酒、酱油炒几下，加盐、鸡精和豆腐皮翻炒均匀即成。

【用法】 佐餐食用。

【功效】 洋葱具有降低人体胆固醇的功效。其含前列腺素，能激活血溶纤维蛋白的活性、扩张血管，从而使血压下降，是高血脂和肥胖症患者的良药佳蔬。豆腐皮也具有良好的食用价值，具有清热、润燥、降浊的功效。两者搭配，菜品平和，低脂肪、低热能物质，故具有良好的减肥效果。适用于所有需减肥者食用。

♥ 爱心小贴士

饮食治疗有哪些需要注意的方面？

（1）必须保证饮食有足够而平衡的维生素和矿物质供应。所以，食物必须大众化、多样化，多进食蔬菜，蔬菜中含有丰富维生素。

（2）还要限制食盐和嘌呤的摄入量，食盐能引起口渴和刺激食欲，并能增加体重。多食不利于肥胖症治疗，故每天摄入食盐为3~5克为宜。嘌呤可增进食欲，加重肝、肾代谢负担，故对含高嘌呤的动物内脏应加以限制，如肝、心、肾等。

（3）在烹调方法上，宜采用蒸、煮、烧、氽、烤等烹调方法，忌用油煎、油炸的方法，煎炸食物含脂肪较多，并刺激食欲，不利于治疗。进食餐次应因人而异，通常为三餐，当然在总量不变的情况下增加次数更好。

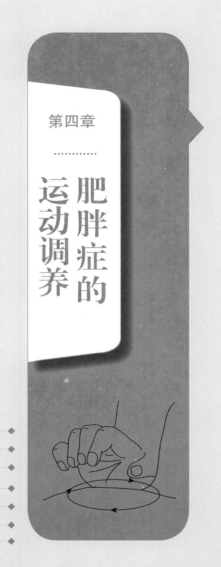

第四章

肥胖症的运动调养

一、运动减肥的作用机制

◎ 人体运动时的热能来源

（1）三磷腺苷（ATP）供能　人体运动时体内的三磷腺苷水解为二磷酸腺苷（ADP）和磷酸，同时释放出热能，直接供给人体运动需要。

（2）有氧氧化　人体进行中小强度运动（即有氧运动）时，在有氧的环境中，机体糖和脂肪氧化释放出大量的热能，并使 ADP 重新合成 ATP，保证 ATP 量的恢复。

（3）无氧酵解　人体在进行高强度运动（即缺氧运动）时，在缺氧的环境中，体内的磷酸肌酸（CP）或糖原酵解，生成乳酸，释放出少量热能，也可使 ADP 重新合成 ATP，从而保证 ATP 的一定含量。

◎ 运动时的热能代谢

人体运动所消耗的热能大小是由运动强度的大小及运动持续时间的长短而决定的。一般人体的基础代谢率一昼夜不到 1500 千卡。一个活动量很小的人，一天大约消耗 1800 千卡热能。从事较长时间有氧运动，或者强体力劳动的人，一天消耗的热能可达 4000 ~ 6000 千卡，甚至更多。

人体运动时会消耗热能，但并非所有的运动都能消耗脂肪。运动时是否消耗脂肪，脂肪被消耗产生的热能在所消耗热能中所占比例大小，由运动的时间和强度决定。运动时肌肉组织不断收缩和舒张要消耗大量的热能，这些热能供给者主要是糖和脂肪。短时间的快速度运动所消耗的热能主要由糖类供给，而长时间的耐力性运动所需热能则主要由脂肪氧化分解所释放的热能来满足。

在开始运动时，首先动用的是 ATP 作为热能来源，但因 ATP 数量不多，一般 1 分钟左右就被消耗掉，大运动量时大约 10 秒钟就可消耗完。以后持续运动所需热能靠磷酸肌酸（CP）系统和肌糖原，CP 系统可维持供能 20 秒。当肌糖原被大量消耗后，血糖参与供能，然后是肝糖原供能。以上过程共需 30 分钟左右。以后的运动，脂肪被动员与糖原一起参与供能。随着运动时间的延长，脂肪供能的比例逐渐增加，最高可达所耗热能的 70%～90%。因此，运动时间必须达到 30 分钟以上，才能达到消耗脂肪的效果。中小强度的有氧运动是减肥的首要选择。

◎ **运动对脂肪的影响**

（1）**运动持续时间**　因为运动持续 30 分钟后，脂肪动员与糖原一起参与供能，所以运动时间必须持续 30 分钟以上，才会达到消耗脂肪的效果。中小强度的有氧运动是运动减肥的首要选择，因为此时肌肉主要利用脂肪酸的氧化获得热能，脂肪消耗的比例大。健康人在安静状态下，肌肉组织的热能主要是以游离脂肪酸为主。运动时，肌肉收缩初期（5～10 分钟），主要能源是肌肉组织中的肝糖原，其次是血液中的葡萄糖。持续运动到 40 分钟时，利用游离脂肪酸的比例上升。运动达 120 分钟以上时，利用游离脂肪酸可占 50%～70%。

（2）**运动强度**　运动强度越大，体内糖类（肝糖原和葡萄糖）作为能源被利用的比例就越大。当在最大运动量时，所用的能源主要是糖，而游离脂肪酸的消耗却减少。激烈运动时，脂肪供能比例只占 15%～20%。而中等强度的运动，糖与脂肪的比例基本相同。

要达到减肥的目的，就必须尽量多地消耗体内游离脂肪酸，从而使全身的脂肪量减少。运动开始的 6～10 分钟，主要利用肝糖原供能，超过 10 分钟，游离脂肪酸被利用。因此，有效的减肥运动是持续、和缓地运动或做中等强度的运动。每天进行数次较长时间的（30～40 分钟）中等强度的运动，坚持几个月，一定能收到明显的减肥效果。

肥胖者坚持运动，能缩小脂肪细胞的重量，这比单纯节制饮食的方法效果更为明显。例如，肥胖者脂肪细胞的重量可达 1.5 微克，单纯节食法最多使其重量减少一半，即 0.75 微克，而配合运动减肥时，则可使其重量减少 2/3，即降至 0.5 微克，这是运动减肥的优势所在。

　　研究表明，长时间运动可以降低血液中的总胆固醇（TC）和游离脂肪酸（FFA）的浓度，使低密度脂蛋白胆固醇（LDL-C）和甘油三酯（TG）降低，增加对人体有益的高密度脂蛋白胆固醇（HDC-C）。

　　（1）游离脂肪酸　　运动中分解的脂肪主要是游离脂肪酸。运动中，脂肪组织动员游离脂肪酸出现于血液中，并有循环、代谢、恢复 3 个时相。游离脂肪酸被释放至运动肌肉，可被肌肉氧化利用并清除。

　　（2）甘油三酯　　实验研究表明，一次运动持续 1 小时后，人体血清甘油三酯水平在运动后的 4 小时内无明显变化，直到 24 小时后才显著降低。那些长期系统训练运动员的血浆甘油三酯水平比普通人低。运动对血浆甘油三酯浓度的影响与运动量、运动强度及运动持续时间有关。

　　（3）胆固醇　　长期运动后有降低血浆胆固醇的效应。血浆中胆固醇以脂蛋白的形式存在。胆固醇在低密度脂蛋白（LDL）中含量最多，在高密度脂蛋白（HDL）中含量次之。而高密度脂蛋白胆固醇和低密度脂蛋白胆固醇与冠心病关系密切。

　　（4）高密度脂蛋白胆固醇　　高密度脂蛋白胆固醇具有将外周组织中的胆固醇转入肝脏的作用，因此有"抗冠心病因子"之称。长期运动锻炼（6 个月至 1 年）具有使血清高密度脂蛋白胆固醇升高的作用，但一次急剧运动也可使其升高。运动对 HDL-C 的影响与运动前的基础水平有关。运动前的 HDL-C 基础水平较高时，通过运动进一步增加的可能性较小。

　　（5）脂肪酶　　运动训练能显著提高脂肪酶水平，并使其活性增加，加速脂肪的分解。

　　运动是机体热能消耗的一个重要方面。体重 50 千克的人在休息状态下，一般每天可消耗 1000 ～ 1500 千卡（4100 ～ 6200 千焦）的热能，而在极重体力劳动时可消耗高达 4000 ~ 5000 千卡（16700 ~ 21000 千焦）的热能。人们在日常生活及平时工作中的热能消耗也有很大的不同。表 4-1 是不同体力劳动每日的热能消耗。表 4-2 是从事各种日常活动时每小时的热能消耗情况（以体重 50 千克计）。

表 4-1 不同体力劳动每日的热能消耗（50 千克体重）

劳动强度	工作岗位	消耗热能（千卡）
轻体力	办公室工作人员、教师、医生	1750 ~ 2000
中体力	学生、电工、机械工	2000 ~ 2050
重体力	舞蹈演员、农民、炼钢工人	2250 ~ 2500
极重体力	伐木工、石匠、装卸工	2500 ~ 4000

表 4-2 各种日常活动时每小时热能消耗（50 千克体重）

活动项目	消耗热能（千卡）	活动项目	消耗热能（千卡）
读书、开会	15	走路（慢）	180
进餐	20	走路（快）	270
站立	30	骑车（慢）	200
穿衣	35	骑车（快）	350
铺床	40	挖土	300
打字	50	打乒乓球	320
洗衣	65	滑冰	375
扫地	70	游泳	500
体操	150	跑步	550

坚持体育运动，采取每次 30 分钟的有氧运动，能不断地消耗由脂肪氧化提供的热能。如果每天平均消耗 3000 千克（12600 千焦）热能的话，坚持运动 1 个月，就相当于消耗 10 千克以上脂肪，所以体育运动

是减肥疗法的重要手段，运动减肥是很可靠的疗法。

有人研究比较了两组高中女生（肥胖组和正常体重组）的热能摄取和体力活动。结果表明，一般来说，肥胖的女生比正常体重女生吃得少，但参加体力活动也少。由此可见，肥胖主要是不爱活动引起的，而并非吃得太多。因此，要用体育运动和体力活动来控制热能平衡，达到减肥和防肥胖的目的。

◎ 运动对基础代谢率的影响

运动不仅消耗热能，而且影响安静代谢率及食物的特殊动力作用，使热能消耗增加。有资料显示，安静代谢率降低是导致肥胖的危险因素，而长期规律的运动可提高肥胖者的基础代谢率。运动后的休息代谢率升高至少持续 1 ～ 2 小时，甚至 10 小时以上。停止运动几天后，升高的基础代谢率便消失了，这说明经常而持久的运动模式的必要性。

运动强度不同，新陈代谢率提高的幅度也不同，一般可提高15% ～ 50%。新陈代谢率的提高，可以使人在相同状况下消耗更多的热能，但是如果停止运动，即使是暂停 3 ～ 4 天，也会使代谢率降下来。所以，运动减肥必须持之以恒，坚持不懈。

◎ 运动对食欲的影响

有研究发现，体力活动与摄取热能之间没有直接关系。坐着工作的人会增加食欲，因此最胖。实验证明，静止不动的大鼠比那些每天运动近 2 小时的大鼠吃得多。但运动超过 2 小时（2 ～ 5 小时）的大鼠要比静止不动的大鼠吃得多。运动可使机体食物摄入量轻度减少，而肥胖动物一般具有自主活动少、饮食亢进及拒绝运动训练等特点。

运动医学研究发现，适度运动可以促进肥胖基因的出现，使体内瘦素浓度增加。瘦素与食欲控制和摄入热能有关，其浓度增加，会抑制食欲。

◎ **运动对身体成分的影响**

运动对身体成分的影响与运动量、运动类型及持续时间的长短等因素有关。过小的运动或持续时间过短对肌肉成分的增加效应不明显，长期规律性运动训练可使人的肌肉体重成分增加。一般平时不参加运动的肥胖者，增加运动量（如跑步）后会使肌肉组织体重增加，由于肌肉体重增加抵消了体脂的减少，使体重保持不变或较稳定。健康无肥胖的人，肌肉组织体重增加则需要借助于力量训练。有报道，同样身高的人群中，参加训练者的体重可比静态生活者高出 20% ～ 30%，高出的体重几乎全部是肌肉组织成分，由此证实，运动不仅减少体脂，而且能增加肌肉组织成分。

二、运动调养的原则

◎ **避免剧烈运动**

剧烈运动对减肥无效而且无益。所以，就运动项目的选择来说，一般可选择运动节奏中等或较快的项目，骑自行车、游泳、规定距离的匀速跑（1500 ～ 3000 米）、打网球、打羽毛球、做健身操、打太极拳等都是较为理想的。

◎ **坚持有氧运动**

慢性运动骑自行车、游泳等就是有氧运动，具有强度低、有节奏、不易中断的特点，有利于减少皮下脂肪数目，缩小皮下脂肪的体积，适合消化和循环。就运动强度而言，中等强度较适合。如何把运动强度控制在中等强度范围呢？通常可以通过心率的测定来控制，不同年龄的人其中等强度的心率控制范围是：20 ～ 39 岁，125 ～ 135 次 / 分钟；40 ～ 49 岁，115 ～ 130 次 / 分钟；50 ～ 59 岁，110 ～ 125 次 / 分钟；60岁以上，110 ～ 120 次 / 分钟。

有氧运动减肥最科学：运动不仅能直接消耗人体热能，而且还能提高人体的基础代谢比（单位时间内维持最基本的生命活动所消耗的最低限度的能量）。使身体在平时就能消耗更多的热能。

基础代谢的提高，主要来自脏器功能的改善，各组织细胞能力增强和身体中肌肉力量的增加。运动有利于身体保持和增加肌肉，或延缓组织的消退，保持和获得健美的体形。

运动减肥的科学方法，即：减肥 = 有氧运动 + 轻器械练习 + 适宜控制饮食 + 良好的生活习惯。

有氧运动是最好的减肥运动方式。它能直接地消耗脂肪，使脂肪转化成能量被机体组织消耗掉。

有氧代谢也称有氧运动，是指糖、脂肪、蛋白质在氧的参与下分解为二氧化碳和水，同时释放大量能量，供二磷酸腺苷（ADP）再合成三磷酸腺苷（ATP），然后由三磷酸腺苷（ATP）分解释放能量，并提供给生命活动所需要。由于脂肪代谢的特点必须是有氧代谢，因此减肥必须做有氧运动。

有氧运动具备的条件：

（1）有充足的氧气参与运动；

（2）运动时间 30 ~ 60 分钟；

（3）有效心率小于 150 次 / 分。

有氧运动有以下功效：

进行有氧运动，能改善心血管系统功能，促进心排血量和肺通气量功能的提高，提高人体耐乳酸能力，改善身体素质，增进健康。

（1）有氧代谢运动使人体肌肉获得比平常高出 10 倍的氧气，从而使血液中的蛋白质增多，供应全身营养物质充足，使人体内免疫细胞增多。促进人体新陈代谢，使人体内的致癌物及其有害物质、毒素等及时排出体外，减少了机体的致癌因子和致病因子，保证了健康。

（2）有氧代谢运动可明显提高大脑皮层和心肺系统的机能，促使周围神经系统维持充沛的活力，并且使体内具有抗衰老的物质数量增加。推迟肌肉、心脏以及其他各器官生理功能的衰老和退化，从而延缓了机体组织的衰老进程。

（3）有氧运动可以提高人体耐力素质，增强练习者的柔韧、力量等身体素质。

　　由于大众健身操的主要目的是减肥、美体、健身、休闲、娱乐等，同时练习前后都能给人轻松愉快感，这就决定了大众健身操的运动量为中低强度，是最典型的有氧运动。练习时既可使人出一通汗、缓解心理压力、保持良好的心态，还有很好的减肥功能。

　　适量加强轻器械练习，减肥效果会更好，轻器械练习能达到分解脂肪的目的。运动减肥关键在于循序渐进、坚持不懈、持之以恒。在控制饮食方面也要持之以恒，不能急于求成。肥胖会使你失去美丽、失去魅力，还会引起多种疾病，因此减肥是必要的。

◎ 最佳运动时间

　　健身减肥锻炼宜安排在晚餐前 2 小时进行，有研究表明，这时的效果是最佳的。不宜做运动的时间是饥饿时、吃饭前、睡觉前。总而言之，运动减肥的原则是坚持做有氧运动，每周不少于 2 次。短期运动不会有明显的效果，一定要坚定信心，坚持锻炼。

三、运动方式的选择

◎ 因人而异

　　减肥者运动前一定要进行身体检查，如果患有严重的冠心病、高血压和肝炎、肾炎等疾病，不宜进行较大运动量的体育活动，要先治疗疾病，并选择行走、太极拳等和缓适宜的项目。老年人、儿童、孕妇等也应该选择各自适宜的运动项目。

　　因为肥胖者的年龄、体质、肥胖的程度不同，必须选择适合自己的运动项目。

　　（1）耐力性运动　有中速和快速步行、爬坡性医疗步行、慢跑、骑车以及游泳等，其中步行和慢跑不需要任何设备，锻炼尤其方便。锻炼时要循序渐进，速度应逐渐加快。以步行、慢跑为例，体质强者可由每小时跑 5000 米逐渐加快到每小时 10000 米，体质弱者可采用一般速度步行；步行和慢跑的距离也应逐步加长，一次可达数千米，也可分几次完成。这种耐力性运动锻炼能加速体内脂肪分解，消耗掉多余的脂肪，有利于减肥。

（2）力量性运动　适宜于体质强者，有仰卧位的腹肌运动，如双腿直上抬运动，直腿上下打水式运动，仰卧起坐，可减少腹部脂肪；俯卧位的腰背臀肌运动，如双腿直上抬的运动，头、肩、腿同时后抬"船式"运动等，能减少腰背及臀部脂肪；不同重量的哑铃运动可减少胸部和肩部脂肪。体质弱者可采用医疗保健体操或广播体操，让全身的肌肉都参加运动。

（3）球类运动　就是把耐力和力量锻炼结合起来，运动量比较大，有乒乓球、排球和篮球以及医疗实心球等，适于身体强者。

（4）气功、太极拳、八段锦等　适合于肥胖体弱者锻炼。

◎ 循序渐进

肥胖者平时缺乏体育锻炼，心肺功能和骨关节的灵活性都比较差，因此不宜一开始就大负荷运动，运动量应该循序渐进，逐步增加，一般需要 2 ~ 4 周的适应过程。

◎ 准备充分

每次锻炼前应该做一些准备活动，如活动上下肢、腰部，使踝关节、腿部肌肉和肌腱充分活动开，肺的气体交换增加，心脏输出的血液增多，以避免肌肉、韧带拉伤和心悸气短。

◎ 运动适量

运动量太小，达不到减肥目的，运动量过大会出现副作用，特别是伴有其他严重慢性疾病的肥胖者和老年人，一定要格外注意。一般来说，运动量要掌握在中等强度，运动后脉搏数青年人每分钟不超过 150 次为宜，老年人以每分钟不超过 110 次为宜。运动时不应该出现头晕、恶心、呕吐、脸色苍白等症状。运动后肌肉酸痛，睡眠、食欲正常。如果出现头痛、食欲不佳、失眠等症状，说明运动过量。

◎ 练后放松

放松活动又叫整理活动，每次运动结束后或运动间歇，做些走动、慢跑、深呼吸等节奏缓慢的活动，使心脏、呼吸、血压等尽快从运动状态恢复正常。

◎ 持之以恒

体育锻炼一定要坚持如一，不能想练就练，不想练就不练，练练停停无益于减肥与健康。儿童锻炼，家长应该督促，并以身作则，身体力行。

四、运动强度和运动量的选择

运动对所有肥胖症患者的减肥都有效，但具体到每个人选择哪种运动项目、做多大强度的运动，应根据个人的自身体质、锻炼基础、肥胖程度而决定。运动处方的选择应遵循个体化、循序渐进的原则，既要达到减肥健身的目的，又要防范运动中可能出现的风险。

能够最确切地反映运动量大小的一个生理指标是心率。因为身体的总耗氧量是运动负荷的一个指标，而心率与总耗氧量成正比。通过心率的快慢，就可以知道运动负荷的大小及心脏负荷的程度。运动量过小，人体的热能消耗只是糖，没有动用脂肪，因而减肥效果较差。而且过小的运动量还会增强胃肠功能，使食欲增加，不利于控制饮食。运动量过大，可损害人的健康，特别是患有高血压和冠心病的老年人，不适宜做剧烈运动。运动强度可用最高心率和运动时的有效心率来评估。

最高心率可根据年龄通过以下公式计算。

男性最高心率 =205- 年龄

女性最高心率 =220- 年龄

按心率确定运动量的方法大致有如下两种。

一般说来，最高心率的 60% ～ 80% 是最适合普通人健身减肥的心率范围。如果以 180 次／分钟作为肥胖者运动时标准最高心率，根据运动后所达到的标准最高心率的百分比来确定运动量，可分为大、中、小 3 种。

（1）大运动量　相当于标准最高心率的 80%：80%×180 次／分钟 =144 次／分钟。

（2）中等运动量　相当于标准最高心率的 70%：70%×180 次／分钟 =126 次／分钟。

（3）小运动量　相当于标准最高心率的 60%：60%×180 次／分钟 =108 次／分钟。

运动后心率 108 ～ 144 次／分钟就是有效运动心率范围。运动后心率超过 144 次／分钟，就算是大运动量，而低于 108 次／分钟就起不到锻炼和减肥的作用。

此外，还应观察结束运动后心率恢复的时间。通常大运动量约需 30 分钟，中等运动量约需 15 分钟，小运动量约需 10 分钟。根据心率恢复时间的长短，可以判断运动量是否合适。

◎ 按运动后出现心肌缺血变化

患有心血管疾病的肥胖者可测定心电图出现心肌缺血变化的心率，运动量以出现缺血时心率的 80% 为限。例如，某人运动时心率达到 145 次／分钟时，出现心肌缺血改变，那么他运动时的心率应为不超过 116 次／分钟。

此外，日本学者认为，运动减肥者的主观感觉程度也可用来确定合适的运动量。

105 ～ 140 次／分钟就是 30 岁男子的有效运动心率范围。心率低于 105 次／分钟的运动强度就是过低的强度，达不到有效锻炼和减肥的效果。而心率高于 140 次／分钟的运动强度又过大，容易使人产生疲劳不适的感觉。只有在 105 ～ 140 次／分钟之间的运动强度才是最合适的有效运动强度。

测量运动心率，须在运动刚刚结束时。颈部锁骨上方、手腕部和胸部都可以直接测量心率。常用的部位是手腕部。用右手中间三指按住左手腕脉搏跳动处，数 20 秒钟心率，再乘上 3 即为每分钟心率。

五、运动时间的选择

◎ 运动开始的时间

最新研究表明，早晨并非最适合运动的时候。因为清晨血液相对浓缩，血小板聚集率高，肾上腺素浓度大，老年人选择这个时间运动，容易发生心肌梗死和猝死。有人认为，傍晚更适合运动，因为此时人的心率和血压最平稳，体力较好，身体的协调性也处于良好的状态，这时的运动能达到最佳效果。运动的时间不能强求一致，不论是什么时间，都要依个人的生活习惯和运动后自身感觉而定。但需要注意的是，空腹时运动容易发生低血糖，餐后立即运动影响消化吸收，一般在餐后 1 小时运动较合适。糖尿病患者尤其要注意避免低血糖的发生。

◎ 运动持续的时间

每次运动多长时间合适，也是因人而异。年轻人、身体素质比较好，经常锻炼的人，身体的负荷力强，运动持续的时间就可以相对长一些。而身体较弱、年龄较大、平时不太运动的人，开始运动的时间不能太长。总的原则是，依据自身情况，科学地安排每次运动的持续时间，要量力而行，不能盲目地做身体无法承受的长时间运动。

◎ 运动频率

只有规律性的有氧运动才能起到减肥的作用。一般地说，要减轻体重，每周运动至少应在 3 次以上，最好能达到 5 次。运动减肥一定要持之以恒，切不可坚持一段时间突然中断，因为这样做极易使体重反弹。

六、有助于减肥的运动项目

适合减肥的运动项目有许多，肥胖者可根据自身情况选择合适的项目。中度以上肥胖或体力差者，开始时可选择运动量小的项目，如步行由慢走至快走、太极拳、体操等。轻度肥胖者可选择快走、慢跑、跳绳、跳舞、打乒乓球等项目。体力好的轻度肥胖者可选择游泳、登山等运动项目。

◎ 步行

步行属于低强度的运动方式，是最简单的运动。由于人体心肺功能处于较低下水平的时候，不能适应高强度的剧烈运动，故对于习惯躺卧和静坐的肥胖者来说，刚刚开始进行运动治疗时，不宜选择高强度的运动方式。此时应选择步行作为其主要的运动方式。步行既不需要运动器材，又不受场地的限制，比较随意。步行不会使人累得气喘吁吁，因此易于坚持。步行不需要消耗太多体力，适合于各年龄段的人群。经研究发现，同样的距离，步行比跑步会多消耗 2 ~ 3 倍的热能。尤其是在比较拥挤的商场中进行非常慢的散步，会比一般步行消耗的热能更多。

步行运动可以逆转冠状动脉硬化斑块，尤其适用于中老年人。以前人们认为动脉硬化一旦形成就无法逆转。最新科学研究表明，动脉硬化是可逆转的，其既可以从无到有，从轻到重，也可以从重到轻。只要坚持步行运动 1 年以上，动脉粥样硬化斑块即可以得到部分清除。经过步行运动的锻炼，对降低胆固醇、降低血压同样有好处。

研究证实，每周步行 3 次，每次 3 千米，患糖尿病的几率比不运动者会减少 25%，每周步行 4 次者减少 33%，每周步行 5 次者减少 42%。

步行有改善体形的功效。步行运动能减少身体脂肪，增加肌肉。故肥胖者步行能减肥，瘦弱者步行能变得健美。

经常步行的人，平衡功能明显强于不经常步行者。步行还能改善情绪，使人心情更舒畅，思维更敏捷，增加应付生活中多种压力的能力。

当人缺少运动时，常会感到记忆力减退、疲乏无力、情绪抑郁，甚至对生活无信心、对工作无兴趣。

步行前应做好充足的准备工作。步行时宜穿宽松肥大的衣服，应穿软底平跟鞋，行走时应抬头挺胸，上肢在身体两侧自然摆动。步行时速度不宜过快，以每分钟 70 ～ 80 步为佳。每天步行应达到 1 万步以上，即相当于 7 ～ 8 千米。以每分钟走 70 步计算，走 1 万步需要 140 分钟。我们可以把每天 1 万步的任务分散在一天的工作生活中，如上下班的路上，走几站地再坐车；清晨起床后、中午休息时、晚饭后都可以走上 30 分钟；出门办事、外出开会，或者去商场购物时，只要条件许可，都可以以步代车。步行在任何时间、任何地点都可进行。只有养成习惯，坚持不懈，持之以恒，才会取得良好的减肥效果。

（1）**慢走**　也称为散步，是一种比较随意的步行方式。散步时迈步很轻，步幅较小，热能消耗很少。慢走的速度以每分钟 60 ～ 90 步为宜。慢走没有太高的体能要求，因此适用于所有人，重度肥胖者可把慢走作为首选的减肥运动。

慢走能增强全身血液循环，加强心肌收缩能力，扩张血管，防止心脑血管疾病的发生。慢走能加强下肢韧带和肌肉的力量，增强下肢运动关节和能力的灵活性。慢走有助于改善脑供血，缓解压力，放松心情，调整身心，所以对健康有明显促进作用。

慢走属于低强度运动，单位时间消耗的热能不高，但因可以长时间进行，减肥的效果很好。每天若慢走 4 千米，就可以额外消耗 300 千卡热能，长时间坚持下去就能保持身材不发胖。

慢走时要挺胸抬头，迈大步，双上肢随步行的节奏有力地前后交替摆动，不要左右摇摆，要按直线行走。

慢走速度一般在每分钟走 60 ～ 90 步，每小时 3 ～ 4 公里。

（2）**快走**　快走的速度为每小时 6 公里左右。快走迈步频率较高，步伐中等，运动时消耗热能较大，较适合经常锻炼的中老年人和年轻人。

比起慢走来，快走能更快地消耗热能，更有效地促进新陈代谢，加速血液循环，也就能消耗更多的脂肪，有效地增强身体素质。快走不同于跑步，不需要过多的弹跳，因而不会造成运动性损伤。

快走时，必须要掌握正确的姿势。身体稍稍前倾，收腹收臀，抬头挺胸，手臂应与下肢保持协调一致，手臂向前、后摆动时肘部呈直角，勿将手臂高举过胸部。跨步时动作要连贯柔和，先用脚跟着地，然后迅速传到前脚掌。臀部摆动时动作幅度不可过大，应随四肢的动作稍微左右摆动。在整个快走过程中，不可突然加速或减速，必须保持稳定的步伐。

快走时脉搏不能太快或太慢，应控制在每分钟140次以内。运动中心率须为最大心率的60%～70%，稳定在有效心率范围内。人的年龄越大，最大心率越小。最大心率可通过220减年龄计算，要满足最大心率60%～70%的要求，即20岁的人脉搏应为120～140次/分钟，30岁为115～130次/分钟，40岁为110～125次/分钟，50岁为100～120次/分钟，60岁为95～110次/分钟。若心跳达到最大值的80%，心脏需要承受更多负担，应尽量避免意外的发生。

快走之前应先做热身运动，活动全身的关节和肌肉，同时也适当加速呼吸和心跳频率，从而适应随之而来的快速行走。快走时要选一双合脚的鞋，以免发生夹脚、磨脚。

（3）雨中漫步　雨中步行比普通散步更有利于身体健康。首先，雨水使空气得到净化，在雨中漫步，呼吸着格外清新的空气，使人心旷神怡。其次，下雨时空气中产生大量负离子。负离子能促进新陈代谢，使呼吸道畅通，还能有效地抑制癌细胞的生长和扩散，稳定血压，防治心脑血管病。经常在雨中步行，能增强人体对寒冷的适应能力，提高对感冒和其他感染性疾病的预防能力。需要注意的是，身体健康的年轻人，适当的雨中漫步会对健康大有裨益；身体较为虚弱的老年人则不同。建议体弱者和老年人先在小雨中进行短时间的锻炼，在适应后再做新的尝试。雨中步行结束后，需要马上换下湿衣服，避免感冒。换衣服后有条件时洗个热水澡，有助于驱散寒冷，扩张血管，加速血液循环，增进全身各脏器的功能。

（4）**倒走**　倒走比正走有更好的减肥作用。由于人们习惯了向前走，倒退着走肯定会非常不适应，甚至怕摔倒。为了走得稳走得快，就必须调整自己的姿势，这样一来就必然消耗更多的热能。所以说倒走是一种比正向走运动量大得多的运动。倒走比正向走的氧气消耗要高出 30% 左右，心率也增快很多。除了消耗热能外，倒走还有其他方面的好处：① 倒走时两条腿交替向后退，可增强腰部肌肉和腿部的力量，腰腿痛患者会在倒走中得到更多的好处；② 倒走对人体的平衡能力有更高的要求，无形中加强了小脑功能的锻炼。习惯倒走需要有一个过程，开始走时速度不宜太快。倒走时上身不能往后仰，须挺直。向后退时，一条腿做支撑，另一条腿弯曲后落下，脚掌着地后再到脚跟，全脚落地后换另一条腿。在走的过程中，保持身体平衡，手臂自然摆动。倒走是一种特殊的减肥健身方式，练习时要注意以下问题：① 选择安全的地方，不要在车水马龙的大街上倒走，免得被车辆剐碰。② 根据自己的身体情况掌握倒走的速度。一般情况下，每分钟走 60 ～ 80 步即可，脉搏保持在每分钟 100 ～ 120 次为宜，适应后速度逐渐增加。③ 倒走时不要着急，保持冷静，每迈一步后站稳了再走下一步。眼睛平视前方，不要总往两边看，以免分散注意力甚至摔倒。④ 开始练习倒走时不要急于求成。最好找几个同伴一起练，可以相互鼓励和促进。在逐渐适应后，可以加大运动强度，并长期坚持。只要有恒心和毅力，就会从倒走中得到无穷乐趣，走起来也会越来越轻松。

◎ **慢跑**

跑步是一种方便灵活的运动方法，老幼皆宜，已日益成为人们健身防病、瘦身健体的有效手段之一。因为跑步时新陈代谢加快，消耗大量血糖，减少脂肪存积，故坚持跑步是治疗肥胖的一个有效"药方"。

肥胖者的健身跑应该严格掌握运动量。决定运动量的因素有距离、速度、间歇时间、每天练习次数、每周练习天数等。体弱者开始练习跑步时可以进行短距离慢跑，从 50 米开始，逐渐增至 100 米、150 米、200 米，速度一般为 100 米 /30 秒～ 100 米 /40 秒。

（1）慢速长跑　是一种典型的健身跑，距离从 1000 米开始。适应后，每周或每两周增加 1000 米，一般可增加 3000 ～ 6000 米，速度可掌握在 6 ～ 8 分钟跑 1000 米。

（2）跑行运动　跑 30 秒，步行 60 秒，以减轻心脏负担，这样反复跑行 20 ～ 30 次，总时间 30 ～ 45 分钟。这种跑行运动适用于心肺功能较差者。

跑的次数：短距离慢跑和跑行练习可每天 1 次或隔天 1 次，年龄稍大的可每隔 2 ～ 3 天跑 1 次，每次 20 ～ 30 分钟。跑的脚步最好能配合自己的呼吸，可向前跑两三步吸气，再跑两三步后呼气。跑步时，两臂以前后并稍向外摆动比较舒适，上半身稍向前倾，尽量放松全身肌肉，一般以脚尖着地为好。

（3）注意事项　健康的中老年人为预防肥胖，或轻度肥胖患者为增强体质，提高心肺功能，都可进行跑步运动。跑步应避免在饭后马上进行，避免在非常冷、热、潮湿及大风的天气下进行。跑步运动要循序渐进，从短距离慢速度开始，做到量力而跑，跑有余力，不要弄得过分疲劳或使心脏负担过重。跑步最好在早晨进行，可先做操，然后跑步。临睡前一般不宜跑步。

◎ 爬山

爬山属于有氧运动，能使肌肉获得比平常高出 10 倍的氧气，使血液中的蛋白质增多，增强人体免疫力，促使体内的致癌物、有害物质、毒素等及时排出。爬山在促进新陈代谢的同时，还可以加快脂肪消耗，因此有塑身的功效。据测定，以 2 千米 / 小时的速度在山坡上攀登 30 分钟，消耗的热能大约是 500 千卡，相当于游泳 45 分钟或在健身房连做 50 分钟枯燥的练习，但爬山时需要注意以下几点：

（1）做好准备活动　爬山之前需要做好准备活动，以免受伤。按照从上到下的顺序，采用转、揉、拍、抖、踢、压等方式活动全身的关节，时间大约为 10 分钟，让肌肉和组织的温度提高，这样才能起到热身的作用。另外，爬山结束以后，一定要做整理和放松运动。这是因为在爬山的过程中，血液会集中在肢体，血管大量开放，这时如果突然停下来，血液回流就会有障碍。

（2）呼吸　在爬山过程中不论路途长短都要保持一定的呼吸频率，逐渐加大强度，切不可突然加快脚步或在最后一段拼命冲刺，使呼吸频率在运动中发生突然改变。一般情况下心率保持在 120 ~ 140 次 / 分钟最为适宜。

（3）行走　上山时最好重心前倾。很多登山爱好者推荐在崎岖的山路使用登山杖，它可以节省登山者 1/3 左右的体力，特别是在背负沉重装备的情况下。下山时可以走"Z"字形，既节省了体力，也可以保护膝关节少受冲击。

（4）补水　爬山时很容易出汗，而当感觉口渴的时候，其实身体已经处于缺水状态了。科学的饮水方法是在爬山前 10 ~ 15 分钟饮水400 ~ 600 毫升，这样做可以减轻运动中的缺水程度。在爬山过程中饮水应该少量多次，每次润湿喉咙即可。

◎ 爬楼梯

爬楼梯是一项相当普遍的运动，但也是强度较大的运动。运动医学家测定，人每登高 1 米所消耗的热能，相当于散步走 28 米消耗的热能，是静坐时的 10 倍、走路时的 5 倍、跑步时的 1.8 倍、游泳时的 2 倍。看来，要想使身材变得苗条起来，爬楼梯就是首选的简便可行之举。爬楼要注意以下几点。

（1）爬楼梯时身体需略前俯，这样能够增强下肢肌肉和韧带的力量，保持下肢关节的灵活性，且能增强内脏功能。爬楼梯时其呼吸频率和脉搏次数会加快，这对增强人的呼吸，加强心脏、血管系统等的功能皆有极好的促进作用。

（2）爬楼梯的过程中要注意强度，应根据自己的身体情况确定运动量，并经常进行适当的调整。爬楼梯减肥效果佳，关键在坚持。如果爬了一段时间突然停止了，体重明显反弹也属正常。

◎ 有氧游泳

游泳是一种全身性运动，不但可以减肥，还可提高心肺功能，而且能锻炼几乎所有的肌肉。如果能坚持有规律的强化游泳运动，几个月的功夫就能使人"脱胎换骨"。

（1）游泳消耗的热能大。因为游泳时水的阻力远远大于陆地运动时空气的阻力，同时，水的导热性比空气大 24 倍，水温一般低于气温，这也有利于散热和热能的消耗。因此，游泳时消耗的热能较跑步等陆上项目大许多，故减肥效果更为明显。

（2）可避免下肢和腰部的运动性损伤。在陆上进行减肥运动时，因肥胖者体重大，身体（特别是下肢和腰部）要承受很大的重力负荷，使运动能力降低，易疲劳，使减肥运动的兴趣大打折扣，还可能损伤下肢关节和骨骼。而游泳项目在水中进行，肥胖者的体重有相当一部分被水的浮力承受，下肢和腰部会因此轻松许多，关节和骨骼损伤的危险性大大降低。

◎ 有氧跳绳

在各种预防肥胖的运动中，一些健身运动专家近年来格外推崇跳绳运动。跳绳花样繁多，可简可繁，随时可做，一学就会，特别适宜在气温较低的季节作为健身运动，而且对女性减肥者尤为适宜。从运动量来说，持续跳绳 10 分钟，与慢跑 30 分钟或跳健身舞 20 分钟相差无几，可谓耗时短、耗能大的需氧运动，对防治肥胖有非常好的疗效。

（1）绳子的选择与跳法　绳子一般应比身高长 60 ～ 70 厘米，最好是实心材料。跳的时候，用双手拇指和食指轻握，其他指头只是顺势轻松地放在摇柄上，不要发力。另外，要挺胸抬头，目视前方 5 ～ 6 米处，感觉膝关节和踝关节的运动。

（2）跳绳的运动安排　减肥者跳绳健身瘦体要有一种"跳绳渐进计

划"。初学时，仅在原地跳 1 分钟，3 天后即可连续跳 3 分钟，3 个月后可连续跳上 10 分钟，半年后每天可实现"系列跳"（如每次连跳 3 分钟，共 5 次），直到一次连续跳 30 分钟。一次跳 30 分钟，就相当于慢跑 90 分钟的运动量，已是标准的需氧健身瘦身运动。

（3）注意事项　跳绳者应穿质地软、重量轻的高帮鞋，避免脚踝受伤。绳子要软硬、粗细适中。初学者通常宜用硬绳，熟练后可换软绳。要选择软硬适中的草坪、木质地板和泥土地等场地，切莫在硬性水泥地上跳绳，以免损伤关节，避免引起头昏。

跳绳时须放松肌肉和关节，脚尖和脚跟需用力协调，防止扭伤。胖人和中年妇女宜采用双脚同时起落的跳法；同时，上跃也不要太高，以免关节因过于负重而受伤。跳绳前先让足部、腿部、腕部、踝部做些准备活动，跳绳后则可做些放松活动。另外，由于引起肥胖的原因复杂，跳绳后如有身体不适，应立即停止该项活动。

◎ 有氧骑车

骑车可以强健大腿前部及两侧肌肉，亦可使下肢匀称。骑车每小时消耗约 660 卡（约 2763 焦耳）热能。三段变速的自行车很适合十几千米的距离使用，而且可以走坡路；十段变速的自行车则适合长距离使用，可以走陡坡。骑车时要戴上手套，以防双手生茧或磨破。减肥者可以根据自己的需求，选用以下骑车的方法。

（1）有氧骑车法　以中速骑车，一般要连续骑行 30 分钟左右，同时注意加深呼吸。

（2）强度型骑车法　首先规定好每次的骑行速度，或者依据自己的脉搏频率来控制骑速。

（3）力量型骑车法　即根据不同的条件用力骑行，如上坡，这样可有效提高双腿的力量或耐力。

（4）间歇型骑车法　骑车时，先慢骑几分钟，再快骑几分钟，然后再慢骑，再快骑，如此交替循环。

◎ 打太极拳

太极拳是我国具有浓郁民族特色的健身操，是我们宝贵的民族遗产，国外称之为传统体操。它的特点是动作柔韧缓慢，姿势优美，呼吸自然，用意不用力，非常适合中老年人和体弱的人选用。打太极拳不但能健身强体，还能有效地预防肥胖。太极拳在我国历代人民的长期实践中不断发展和演变，吸收了古代阴阳学理论和古代医学中的经络理论。它遵守"刚柔相济""动静结合"的原则，是静中之动，虽动犹静，静以养脑力，动以活气血，内外兼顾，心身兼修。太极拳要求习练者意识、呼吸、动作三者共同运用，密切结合，是一种讲求整体和统一的运动。太极拳通过圆弧形的运动，以意识为引导，使人体的气血循环流畅，从而达到调整人体阴阳，疏通气血，使人的生命力更加旺盛。太极拳具有非常大的兼容性，它吸收了古代各种优秀拳术，并使之融会贯通，发扬光大。最初的太极拳是技击型拳术，包括大量的腾空、蹬踢、擒拿等高难度动作，不适用于强身健体。后来太极拳逐渐由技击向健身发展。新拳式有武式太极拳、孙式太极拳、吴式太极拳等。不同的太极拳模式虽然有各自不同的特点和风格，但是一些基本的纲领和锻炼原则是一致的。

太极拳广为流传源于它的医疗保健作用。太极拳是一种要求全身参加的有氧运动，包括了各肌肉、关节的活动，因而可以加强心肌收缩，促进新陈代谢，降低血液中胆固醇含量，改善人体的血液循环，有效减少体内的瘀血现象。数据表明，经常练习太极拳的人，动脉硬化的发生率仅为不练习者的50%。打太极拳时要求自觉引导呼吸，使呼吸的节律与身体的动作相一致。这种均匀的深呼吸，可以增加肺活量，促进肺的通气功能和代谢功能。长期坚持打太极拳的人的肺活量要比不练习的人大得多。打太极拳时要求整个人体动作连贯完整，运力连绵不断，全身各部位都要参与到运动中来，这样就调整了全身各个器官的功能，同时能加强中枢神经系统的支配和指挥功能。打太极拳时内心平静安宁，使心情放松，打太极拳还能促进消化，改善消化功能。

如何选择合适的运动方式和内容？

当肥胖者体重超重过多，会使运动受限。因为在运动中关节承受的压力大、移动困难、不稳定性及对热的耐受差。因此，对肥胖者参加运动的内容、方式及运动量掌握等方面需个别对待。

（1）提倡采用动力型、大肌肉群参与的有氧运动

动力型有氧运动有走路、跑步、游泳、自行车等项目。但行走和跑步虽然都具有方便易行的优点，却也有耗时间、枯燥及下肢负担重等缺点。坐位或卧位骑自行车的运动中，下肢因不着地使膝关节的负担轻，且可调节运动量并在室内进行，但需要设备且有坐久或卧久后的体位不适，还有固定体位运动的热传导差及枯燥等问题。

舞蹈锻炼也是一种良好的运动，配合音乐跳舞时不枯燥，老少皆宜，但集体进行时的运动强度不可能适宜于每个参加者。此外，还应注意预防在较硬的地面上运动，以免造成足和膝外伤。

（2）提倡在水中进行运动

水中运动是减体脂的好方式，因为水有浮力，会使关节负担减轻，水中的静水压力作用于体表可使中心血容量增加。人在水中运动时体热容易消除。水中运动除游泳外，还有在水中行走、跑步、跳跃、踢水、水中球类游戏等多种运动。

研究表明，在水中活动时人的中心血容量可增高700毫升，中心静脉压增加12～18毫米汞柱，心排血量及每搏量增加25%或更多，还可改善左心室功能，改善有氧运动能力，被认为是康复医疗和减肥运动有发展前途的一种运动方式。

为了简化和推广运动减肥，可把不同的运动内容和方式进行编排和搭配，将达到一定数量的能量消耗的运动处方输入电脑，供减肥者使用。运动的内容应以能引起减体重者的兴趣和长期坚持进行安排。对于儿童运动减肥时尤其应注意树立对完成运动的信心，并注意安全运动和创造良好的运动设施条件。

七、人体不同部位的运动减肥法

局部运动要求先练大肌群。腿部、胸部和背部的肌群属于大肌群。这些肌群的练习需要较重的负荷，否则难于取得效果。所以，当精力充沛、能够承担较重的负荷时，就要先运动这些肌群。若等到运动快结束时再练这些肌群，就力不从心了，效果也会大打折扣。先完成有较多肌肉参加的运动，再完成单一肌肉的运动，减肥效果要好得多。

◎ 胸部减肥操

（1）扩胸操　身体平躺，两手拳心相对，持哑铃内收至胸前，然后两臂向两侧平伸外展。动作应缓和，哑铃向胸前内收时吸气，向两侧外展时呼气。反复做数十次。

（2）俯卧撑　俯卧床上，身体正直，双臂撑起身体时收腹挺胸，然后屈肘下落，但身体不能贴床。反复 10 次，以后逐渐增加次数。

◎ 腹部减肥操

腹部是全身最容易堆积脂肪的部位，这里的脂肪因距离心脏较近，最容易被动员出来进入血液循环造成危害，是名副其实的"心腹"之患。以下为几种腹部减肥体操：

（1）仰卧，慢举双腿呈 90°，吸气，慢慢下落，呼气。上举下落共做 50 次。腿要伸直，上举时要有收缩下腹部肌肉的感觉，下落时要有对抗下落的感觉。

（2）双足轮流做踩自行车的动作，此时腿部肌肉要放松，要求一脚向下伸，越低越好，但不能碰到地面；另一足弯曲向上，越高越好，反复练习，每天要坚持做 20 下。

（3）仰卧，两臂侧平举，掌心向下。双腿屈膝上举近胸，吸气，小腿向上伸直前举，吸气，大腿向前慢慢下落，至足跟着地；呼气，收缩腹肌，上体挺起，向前弯曲，吸气，上体慢起后倾至仰卧，呼气。以上动作要缓慢连贯，腹肌要控制，以增加动作的阻力。共做 10 次。

（4）深呼吸，收缩与放松腹肌。左手放在腹前，右手放在背后，站立，吸气，紧收腹，同时左手向内压腹部，呼气，逐渐放松腹肌并向前挺起。收缩腹肌群时要逐渐收缩，上体自然伸直。反复做50次。

◎ **腰部减肥操**

（1）站立，双手叉腰，两腿分开。先向左侧扭转腰部，直到最大限度，然后再向右侧扭转腰部，同样直到最大限度。连续做 10 ~ 20 次。

（2）站立，双手叉腰，两腿分开。先向前后弯腰，再向左右弯腰，弯后直立。连续做 10 ~ 20 次。

（3）站立，背靠墙，两手向上伸直，腰向前弯，两手逐渐下移，直到最大限度。做 5 次。

（4）仰卧，闭眼，两腿交替伸直和屈膝，动作要慢，并与呼吸配合，肌肉要放松。

（5）仰卧，先将右腿弯曲，使大腿尽量靠近胸部，停 2 秒后再伸直，换左腿做同样动作。两腿交替，连续做 10 ~ 20 次。

（6）跪在床上，双手支撑上身，像猫一样练习弓背。低头，腰部要用力，然后慢慢抬头，并放松腰背肌肉，使脊柱呈"U"形。在做弓背动作时深吸气，复位时长呼气。

（7）仰卧，两腿弯曲，两臂放于体侧，头及上身慢慢向上抬起，停留 1 分钟左右，再落下，反复进行，直到颈部及腰部肌肉感到酸沉为止。

（8）仰卧，以头和脚为支撑点，腰臀部尽量向上挺，身体成桥形，持续 30 秒钟后将臀部及腰部放下，休息 2 分钟再做。每天起床时及睡觉前各做 3 次。

（9）坐在凳子上，用两手摩擦腰部，每次 5 分钟以上。然后双手握拳在腰部脊柱两侧轻轻拍捶，每次 30 ~ 50 下。

（10）站立，两腿分开，双臂向前伸直并向上抬，头和上身尽量后仰，仰到不能再仰时，改为低头弯腰，两臂尽量垂直，手摸足尖，注意膝关节不要弯曲，然后再抬头向后仰身，如此反复练习。

（11）站立，两手叉腰，两腿分开，先按顺时针扭转腰部 10 次，再按逆时针扭转 10 次，最后向前后、左右各弯腰 5 次。

◎ 臀部减肥操

臀部减肥训练是减肥的重要内容之一，因为臀部处于背与腿之间，起着衔接的作用。臀肌的强壮坚实与身体健康、形体美观有极为重要的关系。臀部过大或松垂会使体型变得臃肿。以下这套简便易做的健美操将彻底摆脱这一尴尬境况。

（1）仰卧单腿抬臀　仰卧，屈右腿，左腿架在右腿上；两手手心向下置于体侧，慢慢向上抬臀，尽量收紧臀肌，直到腰背挺直；还原后重复。每侧做 3 组，每组 20 次左右。

（2）俯身屈膝举腿　双手双膝着地，膝关节成 90°。动作以单腿上举开始，脚跟垂直向上，但膝关节角度保持不变。大腿上抬到最高处时正好与地面平行。动作不要太快，臀肌收紧。每侧做 3 组，每组 20 次。

（3）俯身负重屈小腿　手、双膝着地，膝关节成 90°，沙袋绑于脚腕处（注意不要过重）。先把一条腿向后伸直，大约与地面平行，然后用力屈膝成 90°。还原后重复。每侧做 3 组，每组 20 次。

（4）下蹲跳起　动作与负重下蹲基本相同，增加了爆发用力。双脚站距同肩宽，两臂抱于胸前。下蹲至膝关节成 90°，垂直向上蹬起；注意大腿用力，臀部收紧。每组 10 次左右，做 3 组。由于这个练习跳起落地时与地面有冲击力，最好在胶垫、木地板或草地上做，并注意保持身体平衡。

（5）窄站距负重下蹲　双脚站距 10 ~ 20 厘米，两手持哑铃（重量因人而异），下蹲至大腿与地面平行后用力站起。动作中上体注意保持正直，不要前倾。每组 8 ~ 10 次，做 3 组。

（6）站立负重后举腿　面壁站立，身体稍前倾，双手扶墙。沙袋绑于脚腕处，脚跟略抬起。动作开始时身体重心移到支撑腿，一条腿用力慢慢向后踢起，膝关节可稍弯曲。腿踢至不能再向后为止，坚持数秒后还原。每侧做 3 组，每组 10 次左右。

第五章

··············

肥胖症的中药调养

第一节　　中医对肥胖病的认识

一、中医对肥胖病因的认识

中医学认为，肥胖是由于先天禀赋因素、过食肥甘以及久卧久坐、少劳等引起的以气虚痰湿偏盛为主，体重超过标准体重 20% 以上，并多伴有头晕乏力，神疲懒言，少动气短等症状的一类病证。

肥胖病因病机：中医认为，肥胖与下列因素有关：① 先天禀赋，即遗传因素；② 嗜食肥甘厚味，即饮食超过人体需求量；③ 久卧少动，使体能消耗明显降低，致营养过剩，使脂肪充于肌肉而致肥胖；④ 脏腑功能失调，脾虚、肝肾亏虚、肝郁气滞，聚湿生痰浊而致肥胖。

中医学认为，肥胖症多为"本虚标实"之证。本虚，主要是指气虚，还可同时兼有阳虚和阴虚。病位在脾、肾、肝、胆、心、肺，临床以脾气虚和肾气虚为主，肝胆疏泄失调亦可见。标实，以膏脂、痰浊为主，常兼有水湿，还可见血瘀、气滞者。

二、肥胖症的中医分型及辨证治疗

中医称肥胖者为"肥人""形盛"。古人很早就认识到肥胖有害于健康，如有"膏粱之疾""肥人多痰湿""形盛气虚"等记载。认为其以脾虚、肾虚、肝郁为本，痰、热、湿、血、膏脂为标。辨证分型可指导人们辨证选用食疗方，提高食疗方效果。常见中医分型如下：

◎ 脾虚湿阻型

脾虚湿阻型症见肥胖，浮肿，疲乏无力，肢体困重，动则气喘，脘腹痞闷，口黏食少，大便溏薄，尿少，饮食减少，腹满，脉沉细，苔薄腻，舌质淡红。

除重视富含水分、纤维素，促进排便及利水排尿、出汗耗热的食物的补充外，还应重视运用健脾利水的食物及食疗验方。

【证候分析】 本型是肥胖症患者最为常见的证型，属正虚邪实证。脾主磨化水谷，又主运化水湿，输布精微。脾气虚弱，健运失司，水谷精微转输无权，运化水湿无力，致湿阻不化而泛滥肌肤，故见体胖而臃肿，肢体困重；脾虚气弱，气血不足，则见神疲乏力，喜卧少动，少气懒言，动则气喘；脾虚湿困，饮食难消，则脘腹痞闷，口黏食少；脾失健运，升降失调，清浊不分，则大便溏薄，小便减少；舌质淡胖、苔腻、脉沉细，为脾虚湿蕴之证。

【中药治法】 益气和中，健脾化湿。

【方药】 参苓白术散合二陈汤加减。

【处方】 党参 15 克，炒白术 15 克，山药 15 克，茯苓 30 克，薏苡仁 30 克，白扁豆 10 克，桔梗 10 克，半夏 10 克，陈皮 10 克，砂仁（后下）6 克，炙甘草 6 克。

◎ 胃热湿阻型

胃热湿阻型症见肥胖，头胀眩晕，消谷善饥，大便秘结，肢重，困楚怠惰，口渴喜饮，脉滑细数，舌苔腻微黄，舌质红。

除重视富含水分、纤维素，促进排便及利水排尿、出汗耗热的食物的补充外，还应重视运用泻热通腑、利湿化浊的食物及食疗验方。

【证候分析】 本型在肥胖症患者中也占有较大比例。本证多见于中、青年患者，属于实证。胃中积热，腐熟水谷之力过盛，则多食易饥；胃热而饮食过度，湿热痰浊内生，则形体肥胖，肢体困重；胃热炽盛，火热上攻，则面红头胀；胃中积热，耗津灼液，则口渴喜饮，大便秘结；舌质红、苔黄腻、脉滑数均为胃热湿阻之象。

【中药治法】 清热利湿，通里泻热。

【方药】 凉膈散合三仁汤加减。

【处方】 栀子 10 克，黄芩 10 克，连翘 10 克，杏仁 10 克，白蔻仁 10 克，淡竹叶 10 克，半夏 10 克，薏苡仁 20 克，滑石 15 克，大黄 6 克，厚朴 6 克，通草 6 克。

◎ 肝郁气滞型

肝郁气滞型症见肥胖，胸胁苦满，胃脘痞满，月经不调，闭经，失眠，多梦，脉细弦，舌苔白或薄腻，舌质暗红。

除重视富含水分、纤维素，促进排便及利水排尿、出汗耗热的食物的补充外，还应重视运用疏肝理气的食物及食疗验方。

【证候分析】 此型患者一般病程较长，多由肝郁而起病，女性患者多于男性。肝经布两胁，肝主疏泄，肝气郁滞，疏泄不利，气机不畅，精微物质不能布达全身而淤积成膏脂而发胖；肝郁气滞，气滞不通，则胸胁胀满，胃脘痞闷，经前乳胀；肝气郁滞，则精神抑郁；肝郁化热，热蕴胃肠，则多食易饥，大便秘结；肝经郁热，则急躁易怒，失眠多梦；肝郁气滞，冲任失调，则月经不调，经闭不孕；舌质暗，苔薄白，脉弦为肝郁之象；舌红、苔黄为肝郁日久化热之证。

【中药治法】 疏肝理气，活血化瘀。

【方药】 柴胡疏肝散合桃红四物汤加减。

【处方】 柴胡 10 克，白芍 10 克，枳实 10 克，香附 10 克，郁金 10 克，延胡索 10 克，当归 10 克，栀子 10 克，桃仁 10 克，红花 10 克，川芎 10 克，大黄 6 克。

◎ 脾肾两虚型（脾肾阳虚）

脾肾两虚型症见肥胖，疲倦乏力，腰酸腿软，阳痿，脉沉细无力，苔白，舌质淡红。

除重视富含水分、纤维素，促进排便及利水排尿、出汗耗热的食物的补充外，还应重视运用补脾固肾、温阳化湿的食物及食疗验方。

【证候分析】 此证型多见于老年患者。脾为后天之本，肾为先天之本，共同主宰人体之阳气，完成水湿的气化和运化过程。年高体弱，阳气不足，阴寒内生，温煦失职，则形寒肢冷；脾肾阳气虚衰，不能运化水湿，所食水谷不能温煦布化，反而化为痰浊泛溢肌肤，则形体肥胖，面浮肢肿；气虚血少，则疲乏无力，腰膝酸软；阳气不足，气化无权，则小便清长；肾阳虚衰，火不生土，脾运失健，则下利清谷，五更泄泻；肾之元阳不足，精气不固，则男子阳痿遗精，女子宫寒不孕、带下清稀。

【中药治法】 温补脾肾，化湿消胖。

【方药】 真武汤加减。

【处方】 附子（先煎）10克，茯苓10克，白芍10克，白术10克，泽泻10克，肉桂5克，干姜5克，车前子（包煎）15克，杜仲15克。

◎ 阴虚内热型

阴虚内热型症见肥胖，头昏眼花，头胀耳鸣，腰痛酸软，五心烦热，脉细数微弦，苔薄尖红。

除重视富含水分、纤维素，促进排便及利水排尿、出汗耗热的食物的补充外，还应重视运用滋阴清热的食物及食疗验方。

【证候分析】 本证型的肥胖患者较少，以中老年患者多见，常并发糖尿病，一般病程较长，可由其他证型转化而来。年高体弱，肾阴亏虚，则头昏眼花，腰膝酸软；阴虚生内热，则五心烦热，或有低热；阴不制阳，肝阳上亢，则头胀耳鸣；舌红少苔、脉细数为阴虚之象。

【中药治法】 滋阴清热，补益肝肾。

【方药】 知柏地黄汤加减。

【处方】 生地黄30克，山萸肉15克，山药15克，知母15克，黄柏10克，牡丹皮10克，茯苓10克，泽泻10克。

第二节　中药减肥

一、中药减肥方法

◎ 益气健脾法

肥胖症患者脾气虚证较为常见，表现为神疲乏力，少气懒言，体倦肢肿，纳食减少，便溏，舌淡，脉细弱。益气健脾法是治疗肥胖症的重要方法。脾虚的肥胖症患者属于"虚胖"，其特点是食量并不太多，甚至比一般人还少，但喜欢喝水，不爱运动，稍一活动就气喘吁吁，整天不是躺着就是坐着，或者大白天也喜欢睡觉。这类人的肥胖特点是呈苹果型肥胖（腹型肥胖），即腹部大而四肢小，腹部肥满而松软，人显得特别胖而体重并不很重，皮肤苍白，肌肉无力。这类患者的肥胖属于脾虚气弱，因虚生胖，治疗要用益气健脾的补法，而消导法、通腑法、活血化瘀等方法不适用，长期误用会损伤人体的正气，使气虚的症状加重，而肥胖也愈发难以控制。

常用方剂有四君子汤、异功散、参苓白术散、五苓散、枳术丸等。

◎ 祛痰化湿法

祛痰化湿法用于脾失健运，痰湿聚积而成的肥胖。痰浊证表现为头重如裹，肢体沉重，神疲乏力，胸闷脘痞，大便溏泄，舌胖，苔白腻，脉滑。这类患者的特点是总感觉身体沉重，头脑不清醒，昏昏沉沉地像被什么湿东西裹着，四肢也特别沉，总想躺着不爱动，腹部肥满松软，额头出油多，口里常有发黏的感觉，大便经常不成形。这时就要用祛痰化湿法治疗。本法也是治疗肥胖症的重要方法，应贯穿于治疗的始终。

代表方剂有二陈汤、二术四苓汤、泽泻汤、防己黄芪汤、三子养亲汤、导痰汤等。

◎ 疏肝利胆法

肥胖兼有肝郁气滞证者须用疏肝利胆法。常见症状有两胁胀痛，心烦急躁，口苦，腹胀，妇女月经不调、经闭或经前乳胀，舌淡红，苔薄白或黄，脉弦。肝气郁滞的人常感到情绪低落，闷闷不乐，或经常紧张、焦虑、抑郁，时常有胸闷或胁肋发胀、乳房胀；有的人觉得咽喉部好像有东西堵着，吐不出也咽不下；有的人心中烦躁，容易发火，睡眠不好；女患者常有月经不调。治疗应疏肝利胆以疏通气机。

代表方剂有消胀散、逍遥散、加味逍遥丸、柴胡疏肝散等。

◎ 消积导滞法

肥胖症见有脘腹饱胀，嗳腐吞酸，口味秽浊，大便干结，舌苔厚腻，属于食滞内停，治疗应消食导滞。这类患者以儿童和青少年为主，他们食欲亢进，见什么都控制不住地想吃，往往刚吃过饭看到食物仍然忍不住再吃几口，结果导致营养过剩，甘肥黏腻的食物壅滞于胃中而不能消化，口中常有异味，大便也不通畅，舌头上像是糊上一层厚厚的东西，人显得特别懒，不爱运动。治疗上应用消积导滞法。

代表方剂有保和丸、焦三仙、枳实导滞丸、沉香化滞丸等。

◎ 通腑泄浊法

通腑泄浊法适用于平素嗜食肥甘厚味，或烟酒无度，兼有大便干燥或习惯性便秘的肥胖症患者。特点是大腹便便，行动不便，大便秘结，舌红，苔厚，脉实。这类患者喜欢吃肉和煎炸的食物，嗜好烟酒，体力充沛，声音洪亮，腹壁肥厚，脉象有力，属于实证肥胖。治疗应用通腑泄浊法。

常用方剂有大承气汤、小承气汤、调胃承气汤、大柴胡汤等。或单用大黄长期服用以"通腑化浊，安和五脏"。

◎ 利水消肿法

利水消肿法适用于肥胖症兼有水肿者。常见症状有肥胖而兼有面目水肿，或足胫水肿，腹胀，小便不利，舌淡胖，苔白，脉沉细。这类患者的特点是有水肿，包括眼睑、面部、足踝水肿，用手按可出现凹陷，小便量少。治疗应用利水消肿法，通利小便，排出水分蓄积，以消除肿胀。

常用方剂：轻者用五皮饮、萆薢分清饮；重者用十枣汤、舟车丸。

◎ 活血化瘀法

活血化瘀法适用于肥胖症兼有血瘀者。常见症状有胸痛，胁胀，闭经，舌质紫暗，舌下络脉粗大青紫，脉弦。血瘀证特点是口唇和舌头颜色紫暗，舌下可见青紫粗大的血管，可伴有胸闷胸痛、两肋疼痛。治疗应活血化瘀，理气通络。

常用方剂有血府逐瘀汤、桃核承气汤等。

◎ 温阳补肾法

肥胖患者见有疲乏无力，畏寒肢冷，腰膝酸软，自汗气短，小便清长，五更泄泻等，证属脾肾阳虚，治疗应温阳补肾。中医学认为，肥胖多为痰湿停聚，而痰湿由水而生，脾主运化水湿，肾主水。肾阳为人体阳气的根本，能促进水液的运行。脾肾阳气虚衰，不能温化水湿，水湿痰浊停聚而肥胖。脾肾阳虚的患者大多病程较长，年龄偏大，平素体质比较弱，容易伤风感冒，特别怕冷，喜欢吃温热的东西，穿的衣服总是比别人多，一到冬天就手脚冰凉，每天早晨起床第一件事就是解大便，而且大便呈稀水样，含有不消化的食物，伴有腹部冷痛，泻后腹痛减轻。此型患者也属于因虚致胖，不可滥用攻伐之品。

代表方剂有济生肾气丸、金匮肾气丸、苓桂术甘汤、四神丸、附子理中丸、甘草附子汤等。

二、具有减肥作用的中药

◎ 白术

【药材部位】 菊科多年生草本植物白术的根茎。

【性味归经】 味甘、苦，性温，归脾、胃经。

【功效主治】 补脾益气，燥湿利水。适用于脾虚气弱，食少便溏，脘腹胀满，倦怠乏力，气虚自汗；脾虚湿盛，痰饮水肿，表虚自汗。

【减肥应用】 适用于肥胖症脾虚湿阻证。

【服法用量】 每日 5 ~ 15 克，水煎服。

【药理作用】 白术具有明显而持久的利尿作用，不仅能增加水的排泄，也能促进电解质特别是钠的排泄。可使大鼠的甘油三酯水平降低；体重增长受到抑制，脂肪沉着量减少。有降低血糖作用。

【注意事项】 阴虚内热、津液亏耗、口渴便秘者不宜用。

◎ 半夏

【药材部位】 天南星科多年生草本植物半夏的地下块茎。

【性味归经】 味辛，性温，有毒，归脾、胃经。

【功效主治】 燥湿化痰，降逆止呕，消痞散结。适用于湿痰咳嗽，痰逆眩晕，风痰阻络，胸脘痞闷，呕吐等。

【减肥应用】 适用于肥胖症痰湿内盛证。

【服法用量】 每日 3 ~ 10 克，水煎服。

【药理作用】 半夏对家兔有轻微利尿作用。

【注意事项】 阴虚燥咳、津伤口渴及血证者忌用。反乌头。

◎ 草决明

【药材部位】 豆科一年生草本植物决明或钝叶决明的成熟种子。

【性味归经】 味甘、苦、咸，性微寒，归肝、肾、大肠经。

【功效主治】清肝明目，润肠通便。适用于肝胆郁热，目赤涩痛，羞明多泪；肝肾阴虚，目暗不明，头晕头痛；阴虚内热，大便秘结。

【减肥应用】适用于肥胖症阴虚内热证或胃热湿阻证。

【服法用量】每日 10 ~ 15 克，水煎服。

【药理作用】草决明有降低实验性高脂血症大鼠血清总胆固醇和甘油三酯、提高血清高密度脂蛋白胆固醇水平的作用，还有降低肝脏中甘油三酯和抑制血小板聚集的作用。草决明具有缓泻作用，这可能是其具有减肥作用的另一机制所在。草决明水浸液及醇浸液对麻醉动物有降压作用。

【注意事项】脾胃虚寒及便溏者慎服。

◎ 苍术

【药材部位】菊科多年生草本植物茅苍术（茅术、南苍术）或北苍术的根茎。

【性味归经】味辛、苦，性温，归脾、胃经。

【功效主治】燥湿健脾，祛风除湿。适用于湿阻脾胃，倦怠嗜卧，胸闷腹胀，食欲缺乏，呕吐泄泻，痰饮，湿肿；风湿或寒湿引起的关节肢体疼痛。

【减肥应用】适用于肥胖症脾虚湿阻证。

【服法用量】每日 5 ~ 10 克，水煎服。

【药理作用】苍术醇有促进胃肠运动的作用；茅苍术有不很明显的利尿作用，但能促进钠、钾从小便排出。

【注意事项】阴虚内热，气虚多汗者忌服。

◎ 车前子

【药材部位】车前科多年生草本植物车前或平车前的成熟种子。

【性味归经】味甘，性寒，归肝、肾、小肠、肺经。

【功效主治】清热利尿，渗湿止泻，清肝明目、化痰止咳。适用于湿热内蕴，小便不利，水肿；暑热泄泻；肝火所致目赤肿痛；肺热咳嗽痰多。

【减肥应用】 适用于肥胖症痰湿内盛证或胃热湿阻证。

【服法用量】 每日 10 ~ 15 克，布包入煎剂。

【药理作用】 车前子有利尿作用，能增加尿量，使尿素、尿酸及氯化物的排泄增加。

【注意事项】 无湿热者及孕妇忌用。

◎ 柴胡

【药材部位】 伞形科多年生草本植物柴胡（北柴胡）和狭叶柴胡（南柴胡）的根。

【性味归经】 味苦、辛，性微寒，归肝、胆经。

【功效主治】 疏肝解郁，升举阳气，退热。适用于邪在少阳，寒热往来，口苦咽干，心烦喜呕；肝气郁滞，胁肋胀痛，月经不调，气虚下陷，久泻脱肛，子宫下垂，胃下垂。

【减肥应用】 适用于肥胖症气滞血瘀证。

【服法用量】 每日 3 ~ 10 克，水煎服。

【药理作用】 柴胡皂苷能增加实验大鼠的胆汁和粪便排泄量，降低高脂血症大鼠的血清胆固醇、甘油三酯水平。

【注意事项】 阴虚阳亢、肝风内动者禁用。

◎ 陈皮

【药材部位】 芸香科常绿乔木柑橘成熟果实之果皮。

【性味归经】 味辛、苦，性温，归脾、肺经。

【功效主治】 理气健脾，燥湿化痰。适用于脾胃气滞，湿浊中阻所致脘腹胀满，食少嗳气，呕恶吐泻，倦怠乏力；痰湿壅滞，胸膈满闷，咳嗽痰多，胸痹气短。

【减肥应用】 适用于脾虚湿阻证或痰湿内盛证。

【服法用量】 每日 3 ～ 10 克，水煎服。

【药理作用】 陈皮中所含挥发油对消化道有缓和的刺激作用，有利于胃肠积气的排出。橙皮苷有降低实验性动物胆固醇的作用。

【注意事项】 本品能耗气，故无气滞、痰湿者不宜使用，气虚及吐血者慎用。

◎ 赤小豆

【药材部位】 豆科一年生半缠绕草本植物赤小豆的成熟种子。

【性味归经】 味甘、酸，性平，归心、脾、小肠经。

【功效主治】 利水除湿，利水退黄，解毒排脓。适用于头面、全身水肿，小便不利；湿热黄疸，泻痢；肠痈、肠痔。

【减肥应用】 适用于肥胖症痰湿内盛证或胃热湿阻证。

【服法用量】 每日 10 ～ 30 克，水煎服。

【药理作用】 赤小豆具有利尿作用。

【注意事项】 阴虚者不宜用。

◎ 赤芍

【药材部位】 毛茛科多年生草本植物芍药或川芍药的根。

【性味归经】 味苦，性微寒，归肝经。

【功效主治】 清热凉血，散瘀止痛。适用于温邪入营，发热斑疹，吐血衄血；血热壅滞，经闭痛经；跌仆损伤，瘀血肿痛；肝火上攻，目赤肿痛；痈肿疮疡，红肿热痛；肝郁气滞，胁肋疼痛。

【减肥应用】 适用于肥胖症气滞血瘀证。

【服法用量】 每日 6 ～ 15 克，水煎服。

【药理作用】 赤芍流浸膏能使高血脂兔的血清总胆固醇、甘油三酯、低密度脂蛋白胆固醇、极低密度脂蛋白胆固醇显著降低，高密度脂蛋白胆固醇显著高于对照组。

【注意事项】 血虚无瘀之证及痈疽已溃者慎用。

◎ **大黄**

【药材部位】 蓼科多年生草本植物掌叶大黄、唐古特大黄或药用大黄的根及根茎。

【性味归经】 味苦，性寒，归脾、胃、大肠、肝、心经。

【功效主治】 泻下攻积，清热泻火，凉血止血，活血化瘀，利胆退黄。适用于大便秘结，胃肠积滞，或血热妄行之吐血，衄血，咯血，热毒疮疡，瘀血，黄疸等症。

【减肥应用】 适用于肥胖症胃热湿阻证及气滞血瘀证。

【服法用量】 每日 5 ~ 10 克，水煎服。

【药理作用】 大黄能增加肠蠕动，促进胆固醇的排泄，减少胆固醇的吸收。对脂肪酶、胰蛋白酶、胰淀粉酶、胰激肽释放酶具有明显的抑制作用，可减少机体对脂肪的吸收，还可作用于脂肪细胞，引起局灶性脂肪溶解，因而具有减肥降脂作用。

【注意事项】 脾胃虚弱、食少便溏者慎用；其性沉降，且善活血化瘀，故妇女怀孕、月经期、哺乳期应忌用。

◎ **丹参**

【药材部位】 唇形科多年生草本植物丹参的根。

【性味归经】 味苦，性寒，归心、肝经。

【功效主治】 活血祛瘀，凉血消痈，清心安神。适用于妇女月经不调、痛经、经闭、产后瘀滞腹痛，心腹疼痛，癥瘕积聚，热痹肿痛，跌打损伤，热入营血，烦躁不安，心烦失眠，疮痈肿毒。

【减肥应用】 适用于肥胖症气滞血瘀证。

【服法用量】 每日 5 ~ 15 克，水煎服，大剂量可用至 30 克。

【药理作用】 丹参有扩张冠状动脉及抗血小板聚集作用；丹参煎剂灌胃对于动脉粥样硬化家兔，可以降低血中和肝中的甘油三酯，延缓动脉粥样硬化。

【注意事项】 妇女月经过多及无瘀血者禁服；孕妇慎服。反藜芦。

◎ 党参

【药材部位】 桔梗科多年生草本植物党参及同属多种植物的根。

【性味归经】 味甘，性平，归脾、肺经。

【功效主治】 补中益气，补益肺气，养血生津。适用于脾胃虚弱，食少便溏，四肢倦怠；肺气亏虚，气短懒言，语声低弱，久咳虚喘；血虚萎黄，头晕心悸，津伤口渴等。

【减肥应用】 适用于肥胖症脾虚湿阻证。

【服法用量】 每日 10～15 克，水煎服。

【药理作用】 党参对神经系统有兴奋作用，能改善血液循环，促进新陈代谢，并有抗缺氧、抗心肌缺血的作用。

【注意事项】 本品适用于虚寒证，故实证、热证不宜单独应用。

◎ 当归

【药材部位】 伞形科多年生草本植物当归的根。

【性味归经】 味甘、辛，性温，归肝、心、脾经。

【功效主治】 补血，活血，调经，止痛，润肠。适用于血虚血滞诸证，月经不调，经闭，痛经，癥瘕结聚，崩漏，虚寒腹痛，痿痹，肌肤麻木，肠燥便秘，痈疽疮疡，跌仆损伤，久咳久喘。

【减肥应用】 适用于肥胖症气滞血瘀证。

【服法用量】 每日 6～12 克，水煎服。

【药理作用】 当归粉口服对实验性高脂血症大鼠及家兔有降低血脂作用，对实验性动脉硬化大鼠的主动脉病变有一定保护作用。

【注意事项】 热盛出血患者禁服；湿盛中满及大便溏泄者慎服。

◎ 冬瓜皮

【药材部位】 葫芦科一年生草本植物冬瓜的果皮。

【性味归经】 味甘、淡，性微寒，归脾、肺经。

【功效主治】 清热，利水，消肿。适用于水肿胀满，小便不利，暑湿泄泻。

【减肥应用】 适用于肥胖症胃热湿阻证或痰湿内盛证。

【服法用量】 每日 15 ～ 30 克，水煎服。

【药理作用】 冬瓜皮有明显利尿作用。

【注意事项】 脾虚便溏者及阴虚内热者不宜用。

◎ 番泻叶

【药材部位】 豆科草本状小灌木植物狭叶番泻或尖叶番泻的叶。

【性味归经】 味甘、苦，性寒，归大肠经。

【功效主治】 泻热通便，消积导滞，行水消胀。适用于热结便秘，食积腹胀，腹水鼓胀。

【减肥应用】 适用于肥胖症胃热湿阻证。

【服法用量】 每日 3 ～ 6 克，入煎剂宜后下，或泡水服。研末，1.5 ～ 3 克，冲服。

【药理作用】 番泻叶所含的蒽醌类衍生物有泻下作用，可在服后几小时泻下数次。

【注意事项】 体虚及孕妇、哺乳期妇女、月经期妇女忌服。不可久服或大量应用。

◎ 茯苓

【药材部位】 多孔菌科寄生植物茯苓的干燥菌核。

【性味归经】 味甘、淡，性平，归心、脾、胃、肺、肾经。

【功效主治】 利水渗湿，补脾益胃，宁心安神。适用于水湿停滞，小便不利，水肿胀满；脾胃虚弱，水湿不运，神倦食少，腹胀肠鸣，大便泄泻；心脾不足，惊悸失眠。

【减肥应用】 适用于肥胖症脾虚湿阻证。

【服法用量】 每日 6 ～ 10 克，水煎服。

【药理作用】 茯苓有缓慢而持久的利尿作用，并有降血糖作用。

【注意事项】 阴虚内热者不宜用。

◎ 佛手

【药材部位】 芸香科常绿灌木佛手的果实。

【性味归经】 味辛、苦、酸，性温，归肝、脾、肺经。

【功效主治】 舒肝和胃，行气止痛。适用于肝郁气滞，肝胃不和所致的胁肋胀痛，脘腹痞闷，呕吐食少等。

【减肥应用】 适用于肥胖症气滞血瘀证。

【服法用量】 每日 3 ~ 9 克，水煎服。

【药理作用】 佛手醇提取物能增加冠状动脉血流量，提高耐缺氧能力；所含香柑内酯有一定抗凝血和止血作用。

【注意事项】 阴虚阳亢、无气滞者慎用。

◎ 附子

【药材部位】 毛茛科植物乌头的旁生块根。

【性味归经】 味大辛，性大热，有大毒，归十二经，

【功效主治】 回阳救逆，补阳益火，散寒通痹，助阳解毒。适用于阳气衰微，四肢厥冷，脉微欲绝；肾阳不足，腰膝酸痛，畏寒足冷，阳痿滑精，小便频数；阳虚水肿，小便不利；风湿痹痛；阳虚外感。

【减肥应用】 适用于肥胖症脾肾阳虚证。

【服法用量】 每日 3 ~ 15 克，水煎服。须久煎，至口尝无麻辣感为度。

【药理作用】 附子具有强心、升压作用，并能加快心率。附子冷浸液和水煎剂均能抑制寒冷引起的实验动物的体温下降，并使降低的体温恢复。对垂体—肾上腺系统有兴奋作用。

【注意事项】 本品辛热燥烈，有毒，故非阴盛阳衰之证不宜服用。阴虚内热者及孕妇忌用。

◎ 枸杞子

【药材部位】 茄科落叶灌木宁夏枸杞的成熟果实。

【性味归经】 味甘，性平，归肝、肺、肾经。

【功效主治】 养肝，滋阴，润肺。适用于肝肾亏虚，头晕目眩，目视不清，腰膝酸软，阳痿遗精，虚劳咳嗽，消渴引饮。

【减肥应用】 适用于肥胖症阴虚内热证。

【服法用量】 每日 5 ~ 15 克，水煎服。

【药理作用】 枸杞子可降低大鼠血中胆固醇，并有轻微的抗家兔实验性动脉粥样硬化形成的作用。长期饲喂枸杞子水提取物，对四氯化碳引起的肝损伤有保护作用，能抑制四氯化碳引起的血清及肝中脂质的变化。宁夏枸杞子提取物可降低大鼠血糖，提高糖耐量，并有降血压作用。

【注意事项】 脾胃虚弱便溏者慎服。

◎ 海藻

【药材部位】 马尾藻科植物海蒿子或羊栖菜的藻体。

【性味归经】 味苦、咸，性寒，归肝、胃、肾经。

【功效主治】 消痰软坚，利水消肿。适用于瘿瘤，瘰疬，腹中肿块，疝气，脚气水肿。

【减肥应用】 适用于肥胖症痰湿内盛证或胃热湿阻证。

【服法用量】 每日 5 ~ 15 克，水煎服。

【药理作用】 海藻能明显降低家兔和大鼠的胆固醇含量，并能减轻动脉粥样硬化。海藻所含的藻胶酸与等分子的苯丙胺制成的合剂是一种食欲抑制剂，能减轻肥胖而不引起失眠。

【注意事项】 脾胃虚寒者禁服。不宜与甘草同用。

◎ 黄芪

【药材部位】 豆科多年生草本植物黄芪和蒙古黄芪的根。

【性味归经】 味甘，性温，归脾、肺经。

【功效主治】 补气升阳，利水消肿，固表止汗。适用于脾肺气虚，神疲乏力，食少便溏，气短懒言，自汗；气虚下陷，久泻脱肛，子宫下垂；气虚水湿不运，小便不利，肢体面目水肿。

【减肥应用】 适用于肥胖症脾虚湿阻证。

【服法用量】 每日 10 ~ 20 克，大剂量 30 ~ 60 克水煎服。

【药理作用】 黄芪有中等利尿作用，可增加尿量和氯化物的排泄，且利尿作用持续时间较长。本品还具有抗疲劳、抗缺氧的作用，黄芪多糖可显著延长"阳虚"小鼠常温游泳时间和存活时间。

【注意事项】 外有表邪、内有积滞、阴虚阳亢、肝旺易怒者不宜用。

◎ 何首乌

【药材部位】 蓼科多年生草本植物何首乌的块根。

【性味归经】 味苦、甘、涩，性微温，归肝、肾、心经。

【功效主治】 补肝肾，益精血，润肠通便，截疟，解毒。适用于肝肾阴虚，腰膝酸软，头晕眼花，须发早白，耳鸣，遗精；肠燥便秘，久疟体虚，痈疽瘰疬。

【减肥应用】 适用于肥胖症阴虚内热证。

【服法用量】 每日 10 ~ 20 克，水煎服。

【药理作用】 何首乌能减少肠道胆固醇的吸收，防止胆固醇在肝内沉积，降低血清总胆固醇、甘油三酯，抑制动脉内膜斑块形成，防止动脉粥样硬化的发生和发展。

【注意事项】 大便溏泄及湿痰者慎服。

◎ 荷叶

【药材部位】 睡莲科多年生水生植物莲的叶。

【性味归经】 味苦、涩，性平，归脾、肾、心、肝经。

【功效主治】 解暑清热，升发清阳，散瘀止血，利水。适用于暑热烦渴，脾虚泄泻，水肿，吐衄尿血，产后血晕等。

【减肥应用】 适用于肥胖症痰湿内盛证。

【服法用量】 每日 3 ~ 10 克，水煎服。

【药理作用】 荷叶水煎剂能使高脂血症大鼠血清中总胆固醇降低，并改善血液黏稠状态；荷叶总碱能明显抑制肥胖大鼠体重的增长，促进脂肪细胞代谢，减轻肥胖程度。能使肥胖高脂血症大鼠甘油三酯、胆固醇下降。

【注意事项】 阴虚者不宜用。

◎ 厚朴

【药材部位】 木兰科落叶乔木厚朴的树皮。

【性味归经】 味苦、辛，性温，归脾、胃、肺、大肠经。

【功效主治】 下气除满，燥湿消痰。适用于食积停留，大便秘结，气滞不通，脘腹胀痛；湿滞伤中，脾胃失和，胸腹郁闷，呕吐便溏；痰饮阻肺，气逆不降，气喘咳嗽。

【减肥应用】 适用于肥胖症痰湿内盛证。

【服法用量】 每日 3 ~ 9 克，水煎服。

【药理作用】 厚朴及其挥发油能增强胃肠蠕动，厚朴酚能减轻肝损伤时肝细胞变性和坏死的病变程度。

【注意事项】 体虚者及孕妇慎用。

◎ 红花

【药材部位】 菊科一年生草本植物红花的花。

【性味归经】 味辛，性温，归心、肝经。

【功效主治】 活血通经，祛瘀止痛。适用于血滞经闭，痛经，产后瘀滞腹痛，癥瘕积聚，心腹瘀痛，跌仆损伤，血脉闭塞，痈疽肿痛。

【减肥应用】 适用于肥胖症气滞血瘀证。

【服法用量】 每日 3 ~ 9 克，水煎服。

【药理作用】 红花有降低血清总胆固醇、甘油三酯、扩张血管、改善微循环、抗凝血、抗血小板聚集和抗血栓形成、降低血压的作用。

【注意事项】 孕妇忌服，有出血倾向者不宜用。

◎ 菊花

【药材部位】 菊科多年生草本植物菊的头状花序。

【性味归经】 味甘、苦，性微寒，归肺、肝、肾经。

【功效主治】 疏散风热，平肝明目，清热解毒。适用于外感风热或风温初起，发热，头痛，目赤肿痛；肝阳上亢所致头晕目眩，头胀头痛；疔疮肿毒。

【减肥应用】 适用于肥胖症阴虚内热或胃热湿阻证。

【服法用量】 每日 10 ～ 15 克，水煎服。或泡水代茶饮用。

【药理作用】 菊花提取物对实验动物有抗疲劳和降血脂作用。

【注意事项】 胃寒、食少腹泻者慎服。

◎ 昆布

【药材部位】 昆布科植物海带和翅藻科植物昆布的叶状体。

【性味归经】 味咸，性寒，归肝、胃、肾经。

【功效主治】 消痰散结，利水消肿。适用于瘿瘤，瘰疬，腹中包块，痰饮水肿。

【减肥应用】 适用于肥胖症痰湿内盛证。

【服法用量】 每日 10 ～ 15 克，水煎服。

【药理作用】 昆布所含的多糖物质能明显地抑制血液中的胆固醇和甘油三酯的含量上升，并使脂肪的蓄积趋于皮下，避免在内脏和血管上的积存。

【注意事项】 本品性寒滑利，脾胃虚寒便溏者不宜服。

◎ 牛膝

【药材部位】 苋科多年生草本植物牛膝或川牛膝的根。

【性味归经】 味苦、酸，性平，归肝、肾经。

【功效主治】 逐瘀血，通经脉，补肝肾，强筋骨。适用于瘀血经闭、痛经、癥瘕，胞衣不下，风湿痹痛，跌仆损伤，热淋血淋，眩晕头痛，腰膝酸软。

【减肥应用】 适用于肥胖症气滞血瘀证。

【服法用量】 每日 6 ～ 15 克，水煎服。

【药理作用】 牛膝能明显降低高胆固醇喂饲所致的兔血清总胆固醇及游离胆固醇的升高，对肝脏脂肪沉着也有部分改善作用。

【注意事项】 脾虚泄泻，梦遗滑精，月经过多及孕妇禁用。

◎ 女贞子

【药材部位】 木犀科常绿乔木女贞的成熟果实。

【性味归经】 味甘、苦，性凉，归肝、肾经。

【功效主治】 补益肝肾，清虚热，明目。适用于肝肾阴虚所致头昏目眩，耳鸣，腰膝酸软，须发早白，骨蒸潮热，目暗不明。

【减肥应用】 适用于肥胖症阴虚内热证。

【服法用量】 每日 10 ～ 15 克，水煎服。

【药理作用】 本品能明显降低高脂血症患者的血清总胆固醇、甘油三酯，升高血清高密度脂蛋白胆固醇，阻止或消减主动脉粥样硬化斑块的形成，减少冠状动脉的病变程度。

【注意事项】 脾胃虚寒泄泻及阳虚者禁用。

◎ 蒲黄

【药材部位】 香蒲科水生草本植物水烛或香蒲属其他植物的干燥花粉。

【性味归经】 味甘，性平，归肝、心包经。

【功效主治】 止血，散瘀，利尿通淋。适用于吐衄下血，外伤出血，血瘀经闭，产后瘀阻，跌仆损伤，瘀血肿痛，血淋涩痛。

【减肥应用】 适用于肥胖症气滞血瘀证。

【服法用量】 每日 5 ～ 10 克，包煎，或每次 3 克，冲服。

【药理作用】 蒲黄具有明显降低实验家兔血清胆固醇和抑制动脉粥样硬化斑块形成的作用，并能增加喂饲高脂饲料家兔粪便中的胆固醇，抑制肠道外源性胆固醇的吸收。此外，还有升高高密度脂蛋白胆固醇的作用。

【注意事项】 孕妇忌服。

◎ 青皮

【药材部位】 芸香科常绿小乔木橘树未成熟果实或青色果皮。

【性味归经】 味辛、苦，性温，归肝、胆、脾经。

【功效主治】 疏肝破气，消积化滞。适用于肝郁气滞，胸胁胀满，乳痈肿痛，寒疝腹痛，食积痰滞所致的脘腹胀满，食少吐泻，嗳腐吞酸。

【减肥应用】 适用于肥胖症气滞血瘀证。

【服法用量】 每日3～9克，水煎服。

【药理作用】 青皮所含挥发油有祛痰平喘作用；青皮煎剂有利胆作用，并有保护肝细胞的功能。

【注意事项】 本品药性峻烈，气虚者慎用。

◎ 三七

【药材部位】 五加科多年生草本植物三七的根。

【性味归经】 味甘、微苦，性温，归肝、胃经。

【功效主治】 散瘀止血，消肿定痛。适用于各种出血证，跌打损伤，瘀血肿痛，血瘀经闭、痛经，胸痹，疮痈肿痛。

【减肥应用】 适用于肥胖症气滞血瘀证。

【服法用量】 每日3～9克，水煎服。或研末，1～3克，冲服。

【药理作用】 动物实验表明，三七粉能阻止家兔吸收脂肪，降低总脂质水平，可使甘油三酯含量明显降低。

【注意事项】 血虚无瘀者忌服，孕妇慎服。

◎ 肉桂

【药材部位】 樟科常绿乔木肉桂树的树皮。

【性味归经】 味辛、甘，性大热，归肝、肾经。

【功效主治】 补火助阳，散寒止痛，温通经脉。适用于肾阳不足，命门火衰所致的畏寒肢冷，腰膝软弱，阳痿，尿频，便溏泄泻；心腹冷痛，寒痹腰痛，虚寒痛经；经寒血滞，经闭癥瘕，阴疽流注。

【减肥应用】 适用于肥胖症脾肾阳虚证。

【服法用量】 1.5 ～ 4.5 克。研末吞服或冲服，每次 1 ～ 1.5 克。

【药理作用】 肉桂所含桂皮油对胃肠有缓和的刺激作用，可排除消化道积气，缓解胃肠痉挛，并增强血液循环。

【注意事项】 阳盛阴虚，一切血症及孕妇均忌用。

◎ 山楂

【药材部位】 蔷薇科落叶灌木或小乔木野山楂、山楂、山里红的成熟果实。

【性味归经】 味酸、甘，性微温，归脾、胃、肝经。

【功效主治】 消食化积，活血散瘀。适用于饮食积滞，饱胀腹痛，泄泻痢疾，产后瘀阻腹痛、恶露不尽，血瘀痛经、经闭，疝气等。

【减肥应用】 适用于肥胖症气滞血瘀证。

【服法用量】 每日 10 ～ 15 克，水煎服。

【药理作用】 山楂醇浸膏能降低血清胆固醇及甘油三酯含量，并能明显增加血清中高密度脂蛋白胆固醇浓度，能使动脉粥样硬化兔血中卵磷脂比例升高，胆固醇和脂质在器官上的沉积降低。

【注意事项】 脾胃虚弱者及孕妇慎服。

◎ 茵陈

【药材部位】 菊科多年生草本植物茵陈的幼苗。

【性味归经】 味苦，性微寒，归脾、胃、肝、胆经。

【功效主治】 清利湿热，利胆退黄。适用于湿热黄疸，尿少；湿热内蕴，湿疮瘙痒。

【减肥应用】 适用于肥胖症痰湿内盛证或胃热湿阻证。

【服法用量】 每日 10 ~ 15 克，大剂量可用到 30 ~ 60 克。

【药理作用】 实验性高胆固醇症家兔灌服茵陈煎剂后，血脂明显下降，动脉粥样硬化减轻，内脏脂肪沉着减少，主动脉壁胆固醇含量降低。茵陈还有降压和利胆保肝作用。

【注意事项】 脾虚血亏所致的虚黄、萎黄者禁用。

◎ 薏苡仁

【药材部位】 禾本科一年生草本植物薏苡的种仁。

【性味归经】 味甘、淡，性微寒，归脾、胃、肺经。

【功效主治】 清利湿热，健脾补肺，消肿排脓。适用于脾虚湿困，食少泄泻，水肿腹胀，小便不利；风湿痹痛，经脉拘挛；肺痈、肠痈。

【减肥应用】 适用于肥胖症脾虚湿阻证或痰湿内盛证。

【服法用量】 每日 6 ~ 30 克，水煎服。

【药理作用】 薏苡仁有降血压、降血脂及降血糖作用。

【注意事项】 津液不足者及孕妇忌用。

◎ 郁金

【药材部位】 姜科多年生草本植物郁金、姜黄、莪术的块茎。

【性味归经】 味辛、苦，性寒，归肝、胆、心、肺经。

【功效主治】 活血祛瘀，行气止痛，解郁清心，利胆退黄，凉血止血。适用于气血瘀滞，胸胁疼痛，行经腹痛；瘀血痹阻心脉，胸痹疼痛；热病神昏，烦躁郁闷，癫痫发狂；血热妄行，吐血衄血；湿热蕴蒸，黄疸尿赤。

【减肥应用】 适用于肥胖症气滞血瘀证。

【服法用量】 每日 5 ~ 12 克，水煎服。

【药理作用】 郁金含有的姜黄挥发油、姜黄素、姜黄醇提取物有降低血清胆固醇、β-脂蛋白和甘油三酯的作用，并能明显防止家兔主动脉、冠状动脉及其分支内膜斑块的形成和脂质沉积。

【注意事项】 阴伤明显者用量酌减。

◎ 泽泻

【药材部位】 泽泻科多年生沼泽植物泽泻的块茎。

【性味归经】 味甘、淡，性寒，归肾、膀胱经。

【功效主治】 利水渗湿，泄热通淋。适用于水湿停滞，小便不利，水肿胀满，泄泻；湿热下注，热淋涩痛；痰饮停留，头目眩晕。

【减肥应用】 适用于肥胖症痰湿内盛证。

【服法用量】 每日6～12克，水煎服，

【药理作用】 泽泻的乙醇提取物能显著降低实验性高血脂家兔或大鼠的血清总胆固醇含量。泽泻提取物喂养家兔后，能显著升高实验性高脂血症家兔中高密度脂蛋白胆固醇的含量，并能抑制主动脉内膜斑块的形成。泽泻的乙醇提取物对高脂饲料引起的脂肪肝家兔的肝脂肪量有较强的降低作用。泽泻对人和家兔均有利尿作用。此外，还有降低血压和血糖的作用。

【注意事项】 肾虚滑精者不宜服。

◎ 栀子

【药材部位】 茜草科常绿灌木栀子的成熟果实。

【性味归经】 味苦，性寒，归心、肺、三焦经。

【功效主治】 清热除烦，清热利尿，凉血解毒。适用于外感热病，邪热内郁，烦热不眠；湿热郁结的黄疸；热毒、实火所致的热淋、血淋，吐衄下血，疮痛火毒。

【减肥应用】 适用于肥胖症胃热湿阻证。

【服法用量】 每日3～10克，水煎服。

【药理作用】 栀子有导泻作用，并有利胆、降压作用。

【注意事项】 脾虚便溏者不宜用。

三、减肥古方

◎ 白金丸

【方药组成】 白矾、郁金。

【用法用量】 每次 3 ~ 6 克，每日 2 次，温开水送服。

【功效主治】 豁痰通窍，清心安神。适用于痰阻心窍引起的心神不安，癫痫痴呆，神志不清等。

【减肥应用】 适用于痰湿内盛之肥胖症。

【药方来源】《本事方》。

◎ 补气定痰汤

【方药组成】 人参、白术、茯苓、肉桂、熟地黄、山茱萸、砂仁、益智仁、半夏、陈皮、神曲。

【用法用量】 水煎，分 2 次服。

【功效主治】 补脾益气，补肾益火，燥湿化痰。适用于形体肥胖，倦怠乏力，腰膝酸软，畏寒肢冷，食少腹胀，小便清长，大便溏薄。

【减肥应用】 适用于脾肾阳虚之肥胖症。

【药方来源】《石室秘录》。

◎ 补中益气汤（丸）

【方药组成】 黄芪、白术、党参、当归、陈皮、柴胡、升麻、甘草。

【用法用量】 汤剂，水煎服，每次 1 剂，分 2 次服；水丸，每次 6 克，每日 2 次；蜜丸，每次 1 丸，每日 2 次。

【功效主治】 补中益气，升阳举陷。适用于脾胃虚弱，气虚下陷，少气懒言，饮食无味，四肢无力，久泻，脱肛，子宫脱垂。

【减肥应用】 适用于脾虚湿阻之肥胖症。

【药方来源】《脾胃论》。

◎ 柴胡疏肝散

【方药组成】 柴胡、陈皮、芍药、枳壳、炙甘草、川芎、香附。

【用法用量】 水煎服。

【功效主治】 疏肝行气，活血止痛。适用于肝气郁结，胁肋疼痛，寒热往来。

【减肥应用】 适用于气滞血瘀之肥胖症。

【药方来源】《景岳全书》。

◎ 大柴胡汤

【方药组成】 柴胡、黄芩、白芍、半夏、枳实、大黄、大枣、生姜。

【用法用量】 水煎，分3次服。

【功效主治】 和解少阳，泻下热结。适用于往来寒热，胸闷呕恶，郁郁微烦，心下痞硬，下痢而不畅。

【减肥应用】 适用于气滞血瘀之肥胖症。

【药方来源】《伤寒论》。

◎ 大黄䗪虫丸

【方药组成】 熟大黄、生地黄、土鳖虫、水蛭、蛴螬、桃仁、白芍、黄芩、苦杏仁、干漆、甘草。

【用法用量】 每次6克，每日2次，温开水或黄酒送服。

【功效主治】 活血破瘀，通络消癥。适用于瘀血内停，积块内生，月经停闭，肌肤甲错，干燥如鳞，目眶暗黑，不思饮食。

【减肥应用】 适用于气滞血瘀之肥胖症。

【药方来源】《金匮要略》。

◎ 地仙丸

【方药组成】 黄芪、天南星、羌活、茴香子、地龙、骨碎补、防风、赤小豆、狗脊、白蒺藜、乌药、附子、萆薢、牛膝、木鳖子。

【用法用量】 每服9克，空腹盐汤或茶酒送下，每日3次。

【功效主治】 益气温阳，燥湿化痰，祛风活络。适用于人太肥欲瘦身轻健者。

【减肥应用】 适用于脾肾阳虚之肥胖症。

【药方来源】《奇效良方》。

◎ 二陈汤

【方药组成】 制半夏、陈皮、茯苓、炙甘草、生姜、乌梅（后二味现多不用）。

【用法用量】 研为粗末，每服12克（四钱），水煎服。

【功效主治】 燥湿化痰，理气和中。适用于湿痰咳嗽，痰多色白，胸膈胀满，脘腹不舒，肢体困重，恶心呕吐，头眩心悸。

【减肥应用】 适用于脾虚湿阻之肥胖症。

【药方来源】《太平惠民和剂局方》。

◎ 防己黄芪汤

【方药组成】 防己、黄芪、甘草、白术。

【用法用量】 水煎，分2次服。

【功效主治】 益气健脾，利水消肿。适用于汗出恶风，身重水肿，小便不利，以及湿痹肢体重着麻木。

【减肥应用】 适用于脾虚湿阻之肥胖症。

【药方来源】《金匮要略》。

◎ 防风通圣散（丸）

【方药组成】 防风、荆芥穗、薄荷、麻黄、大黄、芒硝、栀子、滑石、桔梗、石膏、川芎、当归、白芍、黄芩、连翘、白术、甘草。

【用法用量】 散剂每服6克，热开水冲服，每日2次；水丸，每服6克，每日2次；浓缩丸，每服8丸，每日2次。

【功效主治】 解表通里，疏风清热。适用于外感风热，内有蕴热，表里俱实引起的恶寒发热，头昏目眩，口渴咽痛，目赤耳鸣，胸膈痞闷，便秘溲赤。

【减肥应用】 适用于胃热湿阻之肥胖症。

【药方来源】《宣明论方》。

◎ 苓桂术甘汤

【方药组成】 茯苓、白术、桂枝、炙甘草。

【用法用量】 水煎，分3次服。

【功效主治】 健脾渗湿，温化痰饮。适用于胸胁胀满，眩晕心悸，或短气而咳。

【减肥应用】 适用于脾虚湿阻之肥胖症。

【药方来源】《伤寒论》。

◎ 平胃散

【方药组成】 苍术、厚朴、橘皮、甘草。

【用法用量】 以上药物共研为末，每次6克，加生姜2片，大枣2枚，水煎服，每日1剂。

【功效主治】 燥湿运脾，行气导滞。适用于脾胃不和，不思饮食，脘腹胀满，恶心呕吐，口中无味，肢体倦怠，大便溏薄，舌苔白腻而厚者。

【减肥应用】 适用于脾虚湿阻之肥胖症。

【药方来源】《太平惠民和剂局方》。

◎ 轻身散

【方药组成】 黄芪、茯苓、甘草、人参、山茱萸、云母粉。

【用法用量】 生姜汁煮黄芪，焙干为散，入余药拌匀，每服1克，入盐少许，不拘时候。

【功效主治】 益气行水，健脾利湿，补肾消痰。适用于肥胖水肿，神疲乏力，肢体困重。

【减肥应用】适用于脾虚湿阻之肥胖症。

【药方来源】《圣济总录》。

◎ 细腰身方

【方药组成】桃花适量。

【用法用量】阴干，研末，空腹服用 1 克，每日 1 次。

【功效主治】荡涤痰浊。适用于肥胖，便秘。

【减肥应用】适用于胃热湿阻之肥胖症。

【药方来源】《千金要方》。

◎ 五苓散

【方药组成】茯苓、猪苓、桂枝、白术、泽泻。

【用法用量】每次 6 ～ 9 克，每日 2 次。

【功效主治】化气利水，健脾祛湿。适用于内停水湿，外有表证，头痛发热，小便不利，呕吐泄泻。

【减肥应用】适用于脾虚湿阻之肥胖症。

【药方来源】《伤寒论》。

◎ 逍遥散

【方药组成】柴胡、白芍、当归、茯苓、炒白术、炙甘草、薄荷、煨姜。

【用法用量】散剂，每服 6 克；水丸，每服 6 ～ 9 克；蜜丸，每服 1 丸；冲剂，每服 10 克。每日 3 次。

【功效主治】疏肝解郁，健脾养血。适用于肝郁血虚而致的两胁作痛，不欲饮食，头痛目眩，口燥咽干，神疲食少，或见寒热往来，月经不调，乳房作胀。

【减肥应用】适用于气滞血瘀之肥胖症。

【药方来源】《太平惠民和剂局方》。

◎ 茵陈蒿汤

【方药组成】 茵陈、栀子、大黄。

【用法用量】 水煎服，每日 1 剂。

【功效主治】 清热，利湿，退黄。适用于湿热黄疸，症见一身面目俱黄，黄色鲜明，发热，腹微满，口中渴，小便不利。

【减肥应用】 适用于胃热湿阻之肥胖症。

【药方来源】《伤寒论》。

◎ 真武汤

【方药组成】 茯苓、芍药、生姜、白术、炮附子。

【用法用量】 水煎服。

【功效主治】 温肾散寒，健脾利水。适用于脾肾阳虚，水气内停，症见小便不利，四肢沉重，恶寒腹痛，下利，肢体水肿；外感风寒，发汗后，汗出不解，仍发热恶寒，心下悸，头眩，身𗌫动，振振欲擗地者。

【减肥应用】 适用于脾肾阳虚之肥胖症。

【药方来源】《伤寒论》。

四、减肥中成药

◎ 减肥降脂乐

【方药组成】 泽泻、草决明、荷叶、生石膏、红人参、黄粳米、甘草、知母、半夏等。

【用法用量】 每次 2 袋，每日 1 次，午饭前 1 小时服用。

【功效主治】 清热除湿，益气和胃。

【减肥应用】 适用于胃热湿阻证或痰湿内盛证肥胖。

◎ 减肥降脂片

【方药组成】 苍术、荷叶、大黄等。

【用法用量】 饭前 30 分钟，口服 4 ~ 6 片，每日 3 次，连服 2 ~ 3 个月为 1 个疗程。

【功效主治】 消食除积，祛脂减肥，促进代谢，增加体力。

【减肥应用】 适用于痰湿内盛证或胃热湿阻证。

◎ 降脂胶囊

【方药组成】 荷叶等。

【用法用量】 每次 3 粒，每日 3 次，口服。4 周为 1 个疗程。

【功效主治】 清热，利湿，消肿。

【减肥应用】 适用于痰湿内盛证肥胖。

◎ 精致大黄片

【方药组成】 单味大黄精制而成。

【用法用量】 每次口服 3 ~ 5 片，每日 2 ~ 3 次。

【功效主治】 活血化瘀，消血浊，除痰湿而降脂减肥。

【减肥应用】 适用于胃热湿阻证肥胖。

◎ 七消丸

【方药组成】 地黄、乌梅、白芍、木瓜、北沙参。

【用法用量】 每次 1 丸，每日 2 次，早晚用温开水送服。

【功效主治】 养阴柔肝。

【减肥应用】 适用于阴虚内热证肥胖。

◎ 轻身降脂片

【方药组成】 何首乌、夏枯草、冬瓜皮、陈皮等 16 味中药。

【用法用量】 每日 2 次，早饭前及晚上临睡前空腹各服 1 次，每次 25 克，用温开水 200 毫升溶化后 1 次服完。30 日为 1 个疗程，每服完 1 个疗程停药 2 周。

【功效主治】 养阴清热，滋补肝肾，清热利湿，润肠通便，减肥消胖。

【减肥应用】 适用于胃热湿阻证肥胖。

◎ **轻身消胖丸**

【方药组成】 黄芪、白术、薏苡仁、滑石、泽泻、山楂、罗布麻叶等。

【用法用量】 每次 30 粒（4.5 克），每日 2 次，口服。

【功效主治】 益气，利湿，降脂，消胖。

【减肥应用】 适用于脾虚湿阻证肥胖。

◎ **轻身一号**

【方药组成】 黄芪 15 克，防己 15 克，白术 15 克，川芎 15 克，何首乌 15 克，泽泻 30 克，生山楂 30 克，丹参 30 克，茵陈 30 克，水牛角 30 克，淫羊藿 10 克，生大黄 9 克。

【用法用量】 每剂水煎取汁 100 毫升，每次 50 毫升，每日 2 次，口服。

【功效主治】 益气健脾，温肾助阳，活血化瘀，利水消肿。

【减肥应用】 适用于脾虚湿阻证肥胖。

◎ **新清宁片**

【方药组成】 熟大黄等。

【用法用量】 每次 3 ～ 5 片，每日 3 次，口服。

【功效主治】 清热解毒，缓下通腹。

【减肥应用】 适用于胃热湿阻证肥胖。

◎ **三叶减肥茶**

【方药组成】 荷叶、决明子、普洱茶、桑叶、山楂。

【用法用量】 每次 1 袋，开水冲泡 2 ～ 3 分钟后饮用，每日 1 ～ 2 次。

【功效主治】 清热，利湿，通便，消食。

【减肥应用】 适用于胃热湿阻证肥胖。

◎ 三花减肥茶

【方药组成】 玫瑰花、代代花、茉莉花、三七、川芎、荷叶、淡竹叶、佛耳茶、玉竹等 20 余味。

【用法用量】 每晚 1 包，用热开水泡饮 2 次。也可早晚各饮 1 包。连服 3 个月。

【功效主治】 宽胸理气，化痰逐饮，利水消肿，活血化瘀，降脂提神。

【减肥应用】 适用于脾虚湿阻证肥胖。

◎ 体可轻丸

【方药组成】 半夏、陈皮、茯苓、川芎、炒苍术、炒白术、大腹皮、冬瓜皮、枳壳、香附、茵陈等。

【用法用量】 为浓缩小丸，每次 45 粒(约 10 克)，每日 3 次，口服。

【功效主治】 益气健脾，利水消肿。

【减肥应用】 适用于脾虚湿阻证肥胖。

◎ 天雁减肥茶

【方药组成】 荷叶、车前草等。

【用法用量】 每日 2 次，早饭前及晚上睡前空腹各 1 次，每次 1.5 ～ 3 克，用开水 200 毫升浸泡 10 分钟后一次服完,30 日为 1 个疗程，每个疗程结束后停服两周后可继续服用。

【功效主治】 清热利湿，化痰逐饮，润肠通便。抑制饮食，促进脂肪代谢，降低血脂。

【减肥应用】 适用于痰湿内盛证或胃热湿阻证肥胖。

◎ 消胖美

【方药组成】 柴胡、茯苓、党参、泽泻等 9 味中药。

【用法用量】 重度肥胖，每次 6 ～ 8 片，每日 3 次，饭前 30 分钟服。中度肥胖，每次 5 片，每日 3 次，饭前 30 分钟服。轻度肥胖，每次 4 片，每日 3 次，饭前 30 分钟服。1 ～ 3 个月为 1 个疗程。

【功效主治】 疏肝解郁，健脾益气，利水渗湿。抑制食欲，增强新陈代谢。

【减肥应用】 适用于痰湿内盛证。

第六章

肥胖症的中医外治法调养

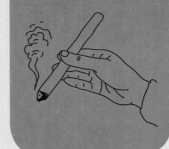

第一节　推　拿

一、推拿疗法及其原理

推拿即按摩，汉代之前称为按跷、跷摩。汉代至明代多称为按摩，明清以后多称为推拿。推拿与针灸一样，起源于远古人类的生产劳动和防病治病的实践当中，属于中医外治法范畴。它是中医学独具特色的预防、保健、治疗的方法。推拿减肥疗法具有无创伤、无疼痛、不用服药、见效快、费用低的特点，而且相对于其他疗法，推拿减肥法简单易学、效果显著，接受治疗时轻松舒适，并且在家中就可进行，所以易被肥胖患者所接受。

推拿具有疏通经络、宣通气血、平衡阴阳、调整人体各器官功能的作用。推拿是以中医学理论为指导，在人体上运用各种不同的手法，来达到强身治病的目的。推拿不仅可以防病健体，还可以治疗多种疾病，用于减肥也是简便、安全、疗效确切的手段。肥胖是人体内脏功能不协调的外在表现，通过推拿减肥可以改变和纠正这种不协调，从而改善脏腑功能，达到健身减肥的目的。按照经络循行做推擦或指压点穴的手法操作，可以起到平衡脏腑、经络、阴阳的作用。中医讲，"不通则痛，通则不痛。"这就是说，人体在经络的经气不通畅的情况下，就会有各种病痛和种种不舒服的感觉，而在经气畅通的情况下，五脏六腑功能正常而协调，就不会发生这些难受和不舒服。肥胖症是人体在病理状态下，脏腑自身调节不良所引起的。穴位是脏腑在皮肤上的反应点和调节点，推拿手法正是通过按压体表的经络穴位，调节内在的脏腑功能平衡。例如，按压足三里穴，对便秘的人可以起到通便的作用，对腹泻的人可以起到止泻的作用。腹部肥胖的人，通过按压足三里穴起到促进胃肠蠕动，加快废物的排泄及脂肪的代谢。推拿减肥法不仅可以减掉多余的脂肪，还能起到强健身体、健美皮肤的作用。此外，推拿减肥法没有任何不良反应，是一种安全有效的减肥方法。

◎ 促进新陈代谢

推拿可以促进新陈代谢，使一些多余的脂肪转化为热能而被消耗掉，从而减少局部脂肪的堆积。腹部肥胖的人采用局部按摩，可加大热能的消耗，促进肠蠕动，增加排便次数，减少肠道对多余营养的吸收，使过剩的营养从肠道排出体外，这种方法显然比服用泻药更令人容易接受。

◎ 减少皮下脂肪积聚

脂肪组织间隙的血管很少，而借助于频繁的手法按摩，能促进毛细血管的再生，消除脂肪中多余的水分，加速脂肪组织的"液化"及利用。平时缺乏运动的人，运用推拿手法可有效地促动堆积脂肪，令其"燃烧"，达到减肥瘦身的目的。

二、推拿常用的递质

推拿时，为了减少对皮肤的摩擦，或者为了借某些药物的辅助作用，可在推拿部位的皮肤上涂些膏剂、液体或撒些药粉，这些膏剂、液体、粉剂就是递质。推拿递质的应用在我国有着悠久的历史，古代将借助于药物膏剂进行推拿的方法称为"膏摩"。近年来，随着推拿学的不断发展，推拿递质的种类也越来越多，除了膏剂，还有水剂、油剂、酒剂等。

◎ 推拿递质的作用

（1）润滑作用　推拿递质在推拿过程中起到润滑皮肤的作用，使推拿手法操作时更加灵活自如，增强手法的作用。

（2）保护作用　推拿递质的存在能有效地避免手法操作时对患者皮肤造成损伤。

（3）增强疗效　推拿递质在手法作用下，能充分浸透、吸收于皮肤中，使手法和药物的作用相得益彰，提高推拿疗效。

常用推拿递质介绍

（1）膏剂　用药物加适量赋形剂（如凡士林等）调制而成。冬青膏就是将冬青油（水杨酸甲酯）与凡士林混合制成，用擦法、按揉法或抹法时用此膏，可加强透热和润滑效果。

（2）粉剂　粉剂具有润滑皮肤、减少皮肤擦伤和吸水的作用，如滑石粉、爽身粉等。粉剂一年四季均可用，但以夏季为多用。因为夏季出汗多，在出汗多的部位运用手法时容易造成皮肤破损，局部撒上滑石粉，可保护患者和医师的皮肤。

（3）油剂　常用的有香油、松节油等。运用擦法时，涂上少许香油，可加强手法的透热作用。

（4）水剂　用中药加水浸泡或煎煮而成。例如，薄荷水是用薄荷放入开水中浸泡后放凉去渣制成，具有清凉解表、清利头目的作用。

（5）酒剂　将药物置于75%酒精或白酒中浸泡而成，具有活血止痛、通经活络的作用。例如，正骨水、舒筋活络药水等。

三、推拿手法的要求

推拿手法是指推拿者用手或其他辅助器材，运用各种特定的技巧，在人体一定穴位或部位上进行不同手法操作的方法。要想不使用任何药物，只通过推拿疗法达到减肥的效果，必须熟练地掌握推拿手法。推拿手法有以下5个方面的基本要求。

◎ 持久

持久是指按摩手法在操作过程中，能够严格地按照规定的技术要求和操作规范持续地运用，在足够的时间内不走样，保持动作和力量的连贯性，不断断续续，以保证按摩手法对人体的刺激足够积累到临界点，以起到调整内脏功能，改变病理状态的作用。

◎ 有力

有力是指按摩手法在操作过程中必须具备一定的力度和功力，使按摩手法具有一定的刺激量。因此，按摩之力一是指按摩手法直接作用于体表的力；二是指维持按摩手法所需要之力。按摩手法要有力是操作者必须具备的条件之一，有力并不是单纯指力气大，而是一种技巧力。要根据治疗对象、施术部位、手法性质和病证虚实以及患者的体质而变化应用，并借以调整力的大小，施加恰当的手法力。因此用力的基本原则是既保持治疗效果，又避免产生不良反应。一般来说，肌肉丰厚的部位（如腰臀部）操作时，力量可稍重些，而肌肉薄弱的部位（如胸腹部、头面部）力量可稍轻些；青壮年患者，操作时力可稍重些；年幼患者，力应稍轻些。此外季节与气候，如秋冬季节，肌肤腠理致密，治疗时力应稍重些，相反春夏季节，肌肤腠理较疏松，力应稍轻些。总之，手法力量的不及或过之都会影响治疗效果，根据临床具体情况而施加恰当的手法力，须经过长期的实践，才能掌握。

◎ 柔和

柔和是指按摩手法操作时，动作稳柔灵活，按摩手法变换时，自然协调，使按摩手法轻而不浮，重而不滞。所以柔和并不是软弱无力，而是用力要缓和，按摩手法不可生硬粗暴。《医宗金鉴》指出："法之所施，使患者不知其苦，方称为手法也。"又云："法也不可乱施，若元气素弱，一旦被伤，势已难支，设手法再误，则万难挽回矣，此所以尤当审慎者也。"

◎ 均匀

均匀是指按摩手法操作时，其动作幅度的大小、速度的快慢、手法压力的轻重，都必须保持相对的一致，幅度不可时大时小，速度不可忽快忽慢，用力不可时轻时重，应使按摩手法操作既平稳而又有节奏性。

◎ **深透**

深透是指患者对按摩手法刺激的感应和按摩手法对疾病的治疗效应。深透是要求按摩手法的刺激，不仅作用于体表，而且能够克服各种阻力，使按摩手法的效应能传之于内，达到深处的筋脉骨肉，甚至脏腑。如《小儿推拿广意》所说的"外呼内应"，以能"操造化，夺天工"而达到防治疾病的目的。以上几个方面，密切相关，相辅相成，互相渗透。持续运用的按摩手法可以逐渐降低肌肉的张力和组织的黏滞度，使按摩手法功力能够逐渐渗透到组织深部。均匀协调的动作，能使按摩手法更趋柔和。而力量与技巧相结合，则使按摩手法既有力，又柔和，达到"刚柔相济"的境界。在临床运用时，力量是基础，按摩手法技巧是关键，两者必须兼而有之，缺一不可。体力充沛，能使按摩手法技术得到充分发挥，运用起来得心应手，反之，如果体力不足，即使按摩手法技术高超，但运用时，有力不从心之苦。滴水穿石，非一日之功，要使按摩手法持久、有力、均匀、柔和，达到刚中有柔，柔中有刚，刚柔相济的境界，就必须勤学苦练，才能由生而熟，熟而生巧，乃至得心应手，运用自如。

四、推拿减肥的禁忌证

推拿疗法总的来说比较安全，但对于一部分特殊人群而言，推拿疗法并非人人适宜，概括起来有以下几类人属于推拿疗法禁止范围。

（1）严重内科疾病，包括严重心、脑、肾、肺的疾病患者应慎用或禁用推拿疗法。

（2）各种传染性疾病的急性期，如病毒性肝炎、结核病等急性期不宜做推拿治疗。

（3）皮肤及外科感染性疾病，如丹毒、痈、脓疱病等，在病情未控制时禁止推拿治疗。

（4）皮肤外伤破损、皮疹，体表肿物等，局部禁用推拿疗法。

（5）恶性肿瘤部位不宜应用推拿疗法。

（6）有出血倾向或血液病患者，如消化道出血、血小板减少性紫癜等不宜用推拿疗法。

（7）骨折部位禁用推拿治疗。

（8）严重骨质疏松症患者禁用推拿手法。

（9）妇女月经期、妊娠期不宜在腰背部、腹部、臀部做推拿。

（10）年老、体弱、久病、过饥或过饱、醉酒后、剧烈运动后均不宜做推拿治疗。

五、常用的推拿手法

◎ 按法

按法是用手指指腹或手掌面，在一定的穴位或部位上，进行用力地按压。按压时要紧贴治疗部位，不可滑动或移位，以免损伤皮肤，增加患者痛苦。按压的力量应由轻到重，逐渐用力加压，停留一定时间再逐渐轻轻放松上提，不可突然放松。

按压法用力较大，是一种强刺激手法，具有通经活络、活血止痛、开通闭塞的功效。按压以局部出现酸、麻、胀或微痛为宜。此法对于调整经络经气、改善血液循环、增加局部血液和营养供应有一定作用。

（1）指按法　指按法是用拇指、食指、中指的指腹用力垂直向下按压在一定的穴位或部位上，当按的压力达到一定程度时，持续片刻（一般是数秒至数十秒以上），然后稍稍放松，再做重复按压。如果一指力量不够，可用另一手指重叠于手指背侧同时按压，以增加按压力度。拇指按压最常用，可用于全身穴位或部位，食指按压适用于腹部。（图6-1）

（2）掌按法　掌按法是用手掌、大小鱼际肌或掌根部，用力按压在一定的治疗部位上，如力量不够，可以用双手掌相重叠按压在施术部位，称叠掌按法。操作时前臂伸直，借助身体上半部的力量垂直向下按压。掌按法多用于全身肌肉丰满及脊柱肌肉发达处。（图6-2）

（3）肘按法　肘按压是用屈曲的肘尖（即鹰嘴）处，用力按压在一定的穴位或部位上。本法用于腰部、臀部及下肢后面肌肉发达处。（图6-3）

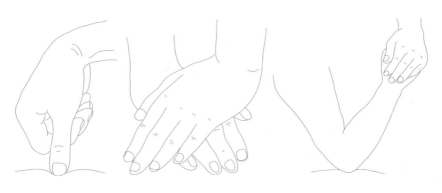

图 6-1　指按法　　图 6-2　掌按法　　图 6-3　肘按法

◎ 揉法

揉法是用手指或手掌掌面或掌根部，在体表的一定部位或穴位上，沿着顺时针或逆时针方向做轻柔、缓和的回旋揉动，揉动时带动局部皮肤及皮下组织一起运动。

相比摩法，揉法作用的部位要深，力量稍大，速度较慢。揉法具有活血化瘀、消肿止痛、散结通络、消积导滞、缓解肌肉痉挛的功效。本法可用于全身部位及穴位，对于腹部肥胖者尤为适宜。

（1）单指揉法　单指揉法是用中指或拇指指腹，吸附在一定的穴位或部位上做环形的揉动。中指揉法多用于胸腹部。（图6-4）

（2）掌根揉法　掌根揉法是用手掌掌面或掌根部，用力在一定的部位上做环形的揉动，并逐渐上、下移动。本法适用于腰背及胸腹部的减

肥。(图6-5)

揉法与按法结合使用，称为揉按法；与拿法相结合使用，称为揉拿法；与捏法结合使用，称为揉捏法；与摩法结合使用称揉摩法。

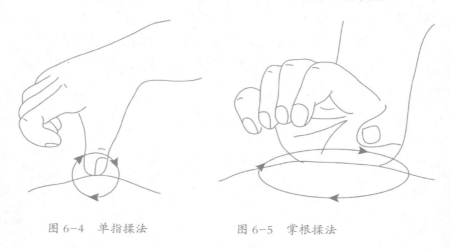

图6-4　单指揉法　　　　图6-5　掌根揉法

◎ 抖法

抖法是用双手或单手握住肢体远端，稍用力做小幅度的上下或左右连续抖动的一种手法。

（1）上肢抖法　患者取坐位，肩臂放松，操作者站在其前外侧，上身稍前倾，用双手握住患者的手腕部，将上肢抬起60°左右，然后做连续的小幅度的上下抖动。抖动频率在250次/分钟左右。(图6-6)

（2）下肢抖法　患者仰卧位，下肢伸直放松，操作者站在其正前方，双手分别握住其两踝部抬离床面30厘米左右，然后连续地做小幅度的上下抖动。下肢抖法的幅度比上肢大些，而频率稍慢些，一般抖动频率在100次/分钟左右。两侧下肢可轮流抖动。(图6-7)

抖法具有疏通脉络、滑利关节、缓解疲劳的功效，适用于四肢，尤其是上肢最常用。临床应用时，抖法常与搓法共同使用，为治疗结束手法。

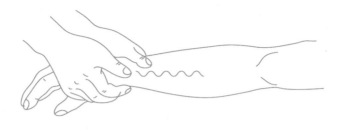

图 6-6　上肢抖法

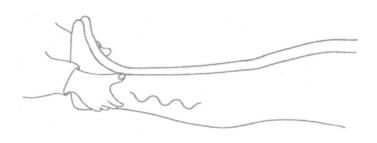

图 6-7　下肢抖法

◎ **推法**

推法是用手掌掌面的桡侧面或掌根部着力，在一定的部位上进行单方向的直线运动。操作时指、掌要紧贴皮肤，缓慢而均匀地沿着一条直线运动。

推法适用于沿着一定方向的经络和肌肉部位。本法具有疏通经络、行气活血、消积导滞、消瘀散结的作用，可提高肌肉的兴奋性，促进血液循环，调整经络气血。

（1）**指推法**　用拇指端或指腹着力，按经络或顺肌纤维方向直线推动（图 6-8）。

（2）**掌推法**　以手掌掌根着力体表的一定部位上，单方向向前推动，可两手重叠推动，以增大压强（图 6-9）。

（3）**拳推法**　握拳，以手背侧食指、中指、环指和小指的掌指关节着力，向一定方向推动（图 6-10）。

（4）分推法　用双手从某一部位的中间向两侧分推（图6-11）。

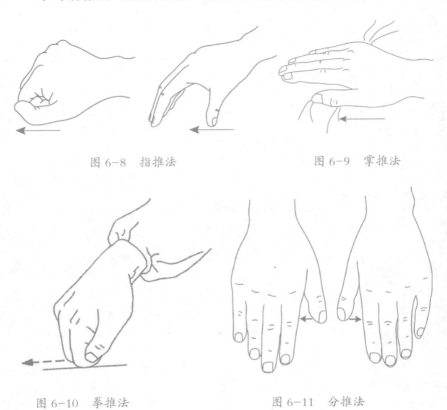

图 6-8　指推法　　　　　　　　　图 6-9　掌推法

图 6-10　拳推法　　　　　　　　　图 6-11　分推法

◎ 擦法

擦法是用手掌掌面或手指指腹，贴附在一定的部位上，稍加压后，再做快速的往返摩擦，擦至皮肤出现微热潮红为止。做擦法时，要涂抹一些润滑剂，如膏、霜、油之类，这样做，一是可以润滑皮肤，防止擦破皮肤；二是通过药物渗透皮肤下，以增强减肥的效果。

（1）掌擦法　掌擦法是指用全掌着力，用手掌面紧贴施治部位皮肤，做直线往返摩擦，反复操作，防止跳跃和停顿，直至皮肤发热为止。（图6-12）

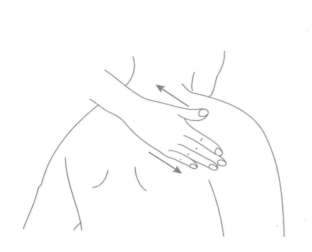

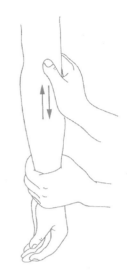

图 6-12　掌擦法　　　　　　　　　　图 6-13　鱼际擦法

（2）**大鱼际擦法**　大鱼际擦法是将手指并拢微屈成虚掌，用大鱼际及掌根贴紧皮肤，做直线往返摩擦，反复操作直到皮肤发热为止。（图6-13）

（3）**小鱼际擦法**　小鱼际擦法是将手掌伸直，用小鱼际及手的尺侧部贴紧皮肤，做直线往返摩擦，直至皮肤发热为止。

擦法具有温经通络、活血行气、祛风散寒的功效。反复擦肥胖部位，可以燃烧脂肪，加速脂肪的分解。

◎ 拿法

拿法是用大拇指和食指、中指两指，或大拇指和其余四指相对用力，在一定部位和穴位上进行一紧一松的捏提。操作时腕部放松，力量应由轻到重，连续而有节奏，用力缓和而连贯，接触点在指腹而不是指尖。拿法的力量要适中，被拿的部位多有酸胀、疼痛感。分为三指拿法和五指拿法。

（1）**三指拿法**　用大拇指和食指、中指捏住肌腱，然后对称用力向上提拿。（图6-14）

（2）五指拿法　用大拇指和其余四指捏住一定部位，然后五指对称用力拿捏。（图6-15）

拿法刺激较强，常配合其他手法用于

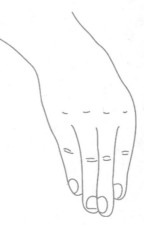

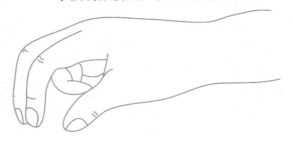

图 6-14　三指拿法　　　　　图 6-15　五指拿法

颈部、肩部和四肢等部位，具有祛风散寒、舒筋通络、活血止痛、缓解痉挛、消除肌肉酸胀和疲劳的作用。

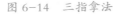

◎ 捏法

捏法是用拇指和其他手指提捏一定部位的一种手法。其中用拇指和食指提捏称二指捏法；拇指和食指、中指提捏称三指捏法；用拇指和其余四指提捏称五指捏法。（图6-16）

操作时，用拇指和食指的指腹或拇指和食指、中指的指腹，或拇指和其余四指

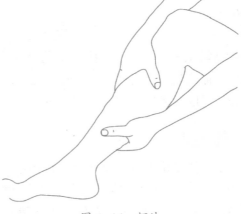

图 6-16　捏法

的指腹夹住肢体或肌肤，相对用力挤压，并缓缓上提，然后放松，再用力挤压，缓缓上提，放松，重复数遍，并循序移动。

本法具有舒筋通络、行气活血、放松肌肉、缓解疲劳的作用。主要

用于四肢、颈项部。

◎ **捏脊法**

捏脊法是用双手指腹捏住脊柱两侧皮肤，两手交替向前推进，由尾椎捏至大椎穴，由下而上反复数遍。捏脊法具有疏通经络、补气和血、调节脏腑平衡功能、增强体质的功效。（图6-17）

（1）**捏脊法一**　此法是用双手拇指的桡侧面顶住皮肤，食指、中指在前方按压，与拇指相结合，捏住腰背部皮肤，捏住并提拉皮肤，双手交替捻动并向前推进。本法适用于小儿及皮肤较松弛者。

（2）**捏脊法二**　此法是手握空拳，食指屈曲，中节紧贴皮肤，拇指在前按压，与食指相合，捏住并提拉皮肤，双手交替捻动，向前推进。本法适用于皮肤较紧、肌肉较为发达者。

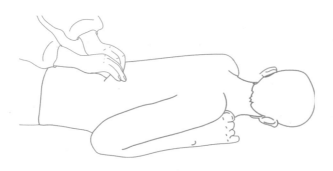

图6-17　捏脊法

◎ **擦 法**

由腕关节的屈伸运动和前臂的旋转运动带动空拳滚动称为擦法。（图6-18）

（1）**侧掌擦法**　侧掌擦法是以手背尺侧小指的掌指关节背面为着力点，吸附在体表的一定部位上，通过腕关节的屈伸外旋做连续不断的往返摆动。操作时不应拖动和跳跃，保持一定的压力、频率和摆动幅度。

（2）**握拳擦法**　握拳擦法是手握空拳，用食指、中指、无名指、小指四指的指间关节突出部分着力，附着于体表一定部位，腕部放松，通过腕关节的屈伸和前臂的前后往返摆动，使拳小幅度地来回摆动。

擦法具有疏经活络、放松肌肉、缓解痉挛、促进血液循环及消除疲劳的功效。本法压力较大，接触面较广，适用于肩部、背部、腰部、臀部及下肢肌肉丰厚处的减肥。

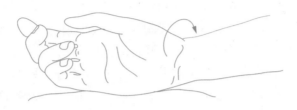

图 6-18　擦法

◎ **摩法**

摩法是以手指或手掌附着在一定部位上，做环形摩动。操作时肘关节应自然屈曲，腕部放松，指掌自然伸直，动作缓和，并保持一定的节律。摩法分为掌摩和指摩两种。

（1）掌摩法：用掌面附着于一定部位上，以腕关节为中心，连同前臂做节律性的环旋运动。（图 6-19）

（2）指摩法：用食指、中指、环指面附着于一定的部位上，以腕关节为中心，连同掌、指做节律性的环旋运动。（图 6-20）

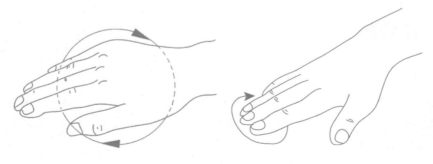

图 6-19　掌摩法　　　　　　　图 6-20　指摩法

摩法用力较小，力的作用仅在皮肤表面，刺激轻柔和缓，是胸部、腹部、肋肋部等较为平坦部位的常用手法，本法具有健脾和胃、消积导滞、祛风散寒、行气活血的作用。

◎ 振法

振法是用手指或手掌按压在一定的部位或穴位上，做快速而有节律的上下震颤抖动，其作用力可以直达皮下及深层的肌肉组织中。分为指振法和掌振法。

（1）指振法　指振法一般是用中指指腹按压在一定穴位上，做连续不断的快速震颤抖动。本法多用于穴位上，可加强穴位的传导及增加疗效。（图6-21）

（2）掌振法　掌振法是用手掌按压在一定的部位或穴位上，做连续不断的快速震颤抖动。本法多用于腹部肥胖的减肥。（图6-22）

振法具有疏通经络、祛瘀消积、理气和血、调节肠胃功能的功效。本法常用于腹部肥胖的减肥。

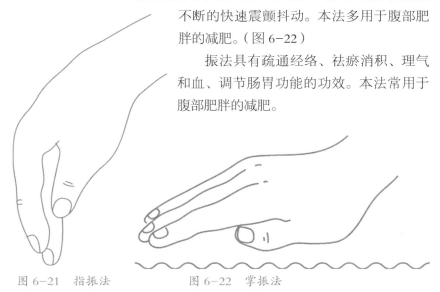

图 6-21　指振法　　　　图 6-22　掌振法

◎ 拍打法

拍打法是用双手侧掌或空拳在体表的一定部位上，进行有节奏的、连续不断的交替拍打叩击。拍打时手腕要放松，用力要均匀而有弹性。

拍打法多作为推拿结束时使用的手法。（图6-23）

（1）空拳拍打法　手握空拳，十指微微分开，两掌在一定部位做连续不断的交替拍打叩击。

（2）侧掌拍打法　以手掌尺侧掌指关节为打击点，十指稍微分开，手指微屈，做连续不断的交替拍打叩击。

（3）啄法　将五指微屈分开成爪形，或聚拢在一起成梅花形，叩击一定部位或穴位。每一部位可叩击数次。

拍打法有疏通经络、行气活血、促进血液循环、消除疲劳的作用。适用于肩、背、腰、臀及下肢肌肉丰满处。

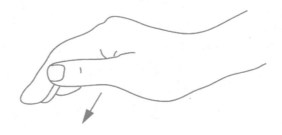

图 6-23　拍打法

◎ 搓法

搓法是用两手掌面夹住肢体的一定部位，相对用力做方向相反、上下往返移动的快速搓揉。（图6-24）

搓法具有疏通经络、行气活血、放松肌肉、缓解疲劳的功效。适用于四肢及胁肋部，以上肢部和胁肋部最常用。

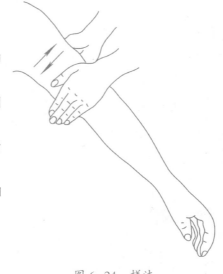

图 6-24　搓法

◎ **抹法**

抹法是用单手或双手拇指指腹紧贴皮肤，做上下或左右往返抹动。（图6-25）

本法具有开窍镇静、清醒头目、行气散血的作用。抹法动作轻巧，多用于头面部、颈项部。

◎ **点法**

点法是指用拇指指端或屈曲的拇指、食指或中指近端指间关节突起部位按压一定部位，并深压揉

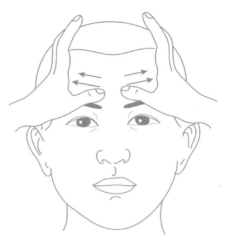

图6-25　抹法

动。操作时要求部位准确，力量深透。分为拇指指端点法和屈指点法。

（1）**拇指指端点法**　手握空拳，拇指伸直并紧靠于食指中节，用拇指指端点按治疗部位，逐渐垂直用力下压。（图6-26）

（2）**屈指点法**　屈拇指、食指或中指，以突起部（食指、中指第一指关节突起部）点按体表治疗部位，逐渐垂直用力按压。（图6-27）

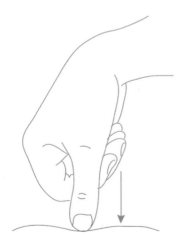

图6-26　拇指指端点法

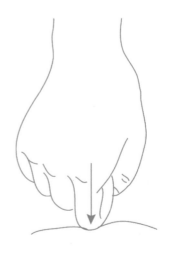

图6-27　屈指点法

操作时要求医者的气力，通过上臂、前臂、手腕直达指端，将指端与皮肤呈 60°～90°，迅速叩点选定穴位或刺激线，并利用手腕及前臂的弹力，将指端极迅速地做弹性回收，每秒 2～3 次，快时每秒 5～6 次。

◎ 拔伸法

拔伸法也叫牵拉法，是将关节或肢体牵拉使其伸展。

（1）颈椎拔伸法　患者取坐位，操作者站其身后，用双手拇指顶住枕骨后方，其余手指托住下颌部，两前臂分别压住患者两肩，然后逐渐用力向上拔抻。（图 6-28）

（2）腕关节拔伸法　一手握住患者掌根部，逐渐用力拔抻，同时令患者上身略向后仰，形成对抗牵拉。

（3）指间关节拔伸法　用一手握住患者手腕部，另一手捏住其指端，两手同时向相反方向做用力拔抻。（图 6-29）

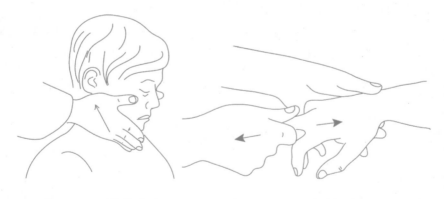

图 6-28　颈椎拔伸法　　　图 6-29　指间关节拔伸法

六、身体各部位推拿减肥法

◎ 上肢推拿减肥法

上肢推拿减肥法适用于上肢肥胖的减肥，或者是配合腹部减肥手法，以提高减肥疗效。上肢推拿减肥手法可做 10 ~ 15 分钟。首先做揉摩法，然后按压穴位、掌背和手指。接着是推掌背和拔伸手指，最后以搓法和抖法为治疗结束手法。

（1）揉摩上肢

【减肥方法】 用手掌面在上肢内侧由上到下做揉摩手法。反复做 2 ~ 3 次。

【操作要领】 操作时腕部放松，前臂摆动带动腕部和手掌运动。用力应轻柔和缓，以患者能忍受为度。动作应缓慢而有节律。

（2）按上肢

① 按曲池、内关穴

【减肥方法】 用拇指指腹分别在上肢肘弯处的曲池穴（屈肘位取穴，肘横纹外端与肱骨外上髁连线的中点处）、前臂的内关穴（在腕横纹上 2 寸处），做按压手法。每穴反复做 10 ~ 20 次。

【操作要领】 按压时由轻到重逐渐增加力度。操作时保持一定节律。按压至局部有酸胀感为度。

② 按掌背

【减肥方法】 用拇指指腹按压手掌背面，其余四指按压在手掌面，用力做相合按压。由手腕至掌指关节，沿着各手指间的肌腱沟按压。每条线按压 2 ~ 3 次。

【操作要领】 动作应徐缓、柔和。按顺序从上到下、从桡侧到尺侧做。

③ 按手指

【减肥方法】 用拇指和食指相合，在每个手指上由指根到指尖做按压手法，先按压正面，再按压侧面。每个手指按压 2 ~ 3 个点，每点按压 3 ~ 5 次。

【操作要领】 从拇指到小指按顺序逐个按压。用力不可过大，也不能突然加大力度。

（3）推掌背

【减肥方法】 用双手拇指在手掌背处，由腕部到掌指关节，做分推手法。反复做 10 ～ 20 次。

【操作要领】 用力要均匀。分推动作要慢，使力量透达深处。可适当使用润滑剂，以减少对皮肤的刺激。

（4）拔伸手指

【减肥方法】 用一手握住患者腕部，另一手食指和中指同时夹住手指根部，做迅速的拔抻滑动至指尖处，这时可听到一声清脆的弹响。每个手指做 2 ～ 3 次。

【操作要领】 拔抻牵拉的动作要稳而持续。用力应恰当，不可使用猛力、暴力。

（5）搓上肢

【减肥方法】 用双手掌夹住患者上肢，两手相对用力做方向相反、上下移动的快速搓揉。从上至下往返做 2 ～ 3 遍。

【操作要领】 患者肢体要放松。两手掌相对，用力不可过大，以能搓动肢体为度。搓动要快，上下移动要慢。

（6）抖上肢

【减肥方法】 用双手握住患者的手腕部，慢慢将其向前外侧方向抬起 60° 左右。然后稍用力做连续的、小幅度的、高频率的上下抖动，使肘关节、肩关节及上肢有舒适感。反复做 10 ～ 20 次。

【操作要领】 患者的上肢要放松，肘关节伸直。抖动的幅度要小，频率要快。用力不可太大，以患者感觉舒适为宜。

◎ 下肢推拿减肥法

下肢推拿减肥法是针对下肢肥胖者的推拿减肥法，可单独应用，也可配合腹部及全身减肥的推拿手法。下肢推拿减肥手法可做 10 ～ 15 分钟。首先做揉摩和揉捏，然后做按法、擦法、拔伸法，最后做叩打和抖法。

（1）揉摩下肢

【减肥方法】 用手掌掌面或手掌根部，在下肢的外侧面，由上至下做揉摩手法。反复做 3 ～ 5 次。

【操作要领】 手法要轻缓柔和，用力不要太大，速度不可过快。动作应连续不断。

（2）揉捏下肢

【减肥方法】 拇指和其他手指指腹相合，由上至下，在下肢和足部做揉捏手法。反复做 2～3 次。

【操作要领】 要从上往下按顺序操作，中间不要停顿。用力要均匀，如力量不够，可用双手同时操作。以大腿前面肌肉为揉捏重点。

（3）掌按下肢

【减肥方法】 用手掌掌面或掌根部，在下肢的前面和外侧面，由上至下做掌按手法。反复做 2～3 次。

【操作要领】 按压力量应稍大，如力量不够，可用双手掌重叠按压。用力要沉稳，由轻到重，有缓慢的节律性，不可突施暴力按压。按压时可借助上半身的力量，以增加按压力度。

（4）指按下肢

【减肥方法】 用拇指指腹，在下肢血海（髌骨内上缘上 2 寸）、阴陵泉（胫骨内侧髁下缘凹陷处）、足三里（外膝眼下 3 寸处）、丰隆（外踝尖上 8 寸，条口穴外侧 2 寸处）穴处，做揉按手法。每穴揉按 10～20 次。

【操作要领】 用力要轻柔和缓，不能使猛力。力量应由轻到重，并有一定的节律。

（5）指按涌泉穴

【减肥方法】 用拇指或中指指腹，在足心涌泉穴（足底前 1/3 处）处，做按压手法。反复 30～40 次。

【操作要领】 稍用力按压，以出现微痛感为宜。力量由轻到重，缓慢而有节律，不可突然使用暴力。

（6）擦下肢

【减肥方法】 手握空拳，用手背的掌指关节处，通过腕关节的连续屈伸带动前臂，在大腿前面做反复的擦压手法。反复做 120 次。

【操作要领】 手掌要吸附于治疗部位上，不要跳动。手法重点放在大腿前面肌肉丰厚处。用力较大，刺激强，以局部有酸胀感为宜。

（7）拔伸足趾

【减肥方法】 用拇指和食指指腹，捏住足趾，由拇趾到小趾逐个向足趾尖方向做拔抻牵拉手法。每趾做 2 ～ 3 次。

【操作要领】 手指捏住足趾根部，向足趾尖方向滑动，有时可听到关节受牵拉的响声，如没有响声不可强硬地牵拉拔抻。动作要连贯持续。用力要恰当，不可粗暴。

（8）叩击下肢

【减肥方法】 手握空拳，用手掌掌侧端叩击下肢，沿着大腿前面、小腿胫、腓骨之间叩打。从上至下反复做 2 ～ 3 次。

【操作要领】 用前臂摆动带动腕关节屈伸叩打治疗部位。动作应轻快而有节奏，叩打的力量要稍重，以能忍受为度。沿直线由上至下叩打，叩打间距为 1 ～ 2 寸。

（9）抖下肢

【减肥方法】 用双手握住患者双足踝部，做上下轻轻的抖动手法。反复做 10 ～ 20 次。

【操作要领】 本手法为治疗结束手法，抖动的幅度要小。用力宜轻不宜重。

◎ **面部推拿减肥法**

面部推拿减肥法是针对面部及下颌肥胖者的推拿减肥法，可单独应用，也可配合腹部及全身推拿减肥手法。面部推拿每次可做 5 ～ 10 分钟。首先做抹前额或推前额法，然后是按压穴位，最后做面部叩击。

（1）抹前额

【减肥方法】 用双手扶住患者头部两侧，两拇指从印堂穴（两眉头连线的中点）交替向上抹至前额，往返数次后，随即自前额中部由上到下依次向左右抹至两侧发际，最后抹至两侧太阳穴并轻揉数次返回。往返做 10 ～ 20 次。

【操作要领】 动作要连续不断，一气呵成。力度要轻巧灵活，不可用力太大。速度要平稳，不能忽快忽慢。操作时可涂少许润滑剂以提高疗效。

（2）分推前额

【减肥方法】 用双手拇指指腹，由前额正中线向两侧分推至侧头部。反复推 10 ～ 15 次。

【操作要领】 先从眼眶上部做分推，逐渐分推至前额发际处。动作不要太快。用力轻柔和缓，不可用猛力。

（3）揉按头面穴位

【减肥方法】 用中指指腹在印堂（两眉头连线的中点）、太阳（眉梢与外眼角连线中点，向后约 1 寸凹陷处）、下关（耳屏前约1横指，颧弓与下颌切迹所形成的凹陷处）、颊车（下颌角前上方 1 横指凹陷处，咀嚼时咬肌隆起最高点处）穴，做揉按手法。每穴做 10 ～ 20 次。

【操作要领】 用力不可太大，以防揉破皮肤。动作沉稳，轻柔而有节律。

（4）揉按下颌

【减肥方法】 用拇指、食指、中指的指腹，在下颌部做揉按手法。每个点揉按 3 ～ 5 次。

【操作要领】 可将下颌分成 5 ～ 6 个点，逐个点揉按。力量稍大，以能忍受为度。

（5）指叩面部

【减肥方法】 用食指、中指和无名指相合，用三指指端在面颊及下颌部做轻轻叩打。反复做 2 ～ 3 次。

【操作要领】 先由面颊部叩打，再沿侧脸至下颌。叩打时可稍用力，以不感觉疼痛为宜。

◎ **腹部推拿减肥法**

腹部推拿减肥法能治疗消化系统、神经系统、泌尿生殖系统的许多疾病，也可作为消除腹部脂肪、强健身体的一种方法。这种方法简单易学，见效较快，深受患者欢迎。

腹部推拿减肥手法可用推法、摩法、揉法、按法、振法等。

做腹部推拿治疗前，患者仰卧于床上，解开衣扣和裤带。首先用掌摩法和推法，然后按压中脘、天枢等穴，再用揉法，最后施振法和揉摩法。手法轻重以患者感觉舒适、无疼痛为度。每次操作时间20分钟左右，每日1次。饭后或特别饥饿时不宜进行按摩。如果患者患有其他慢性病，在按摩1个月后应休息几天再施行为好。

◎ 肩背部推拿减肥法

肩背部推拿减肥法适用于肩背部肥胖者，可单独应用，也可配合腹部或全身推拿减肥法。肩背部推拿减肥手法可做 5 ~ 10 分钟。首先做摩法及揉法，然后是搓、推、按法，最后做拍打。

（1）揉摩肩背

【减肥方法】 用双手掌掌面，在肩背部做揉摩手法。反复做 30 ~ 50 次。

【操作要领】 先做摩法，后做揉法。先从大椎穴向左右两侧揉摩至两肩，再由肩胛内侧上角向下至肩胛内侧下角。

（2）分推肩背

【减肥方法】 用双手掌根部及侧掌部，在大椎穴处做向两侧分推的手法，一直推至肩胛骨下角。反复做 10 ~ 20 次。

【操作要领】 分推的力量可稍大。上下移动的速度要缓慢。动作应连贯，中间不要停顿。

（3）侧搓肩背

【减肥方法】 用手掌背面，在肩背部做侧搓手法。反复做 3 ~ 5 次。

【操作要领】 操作顺序同揉摩肩背。保持一定的压力，不要拖动。

（4）掌按肩背

【减肥方法】 将双手掌重叠在肩背部做按压手法。每个部位按压 10 ~ 15 次。

【操作要领】 按压方向与背部垂直。动作要沉稳着实、缓慢。手法由轻到重，不可突然使用暴力。可借助上半身力量，以增加按压力度。

（5）拍打肩背

【减肥方法】用虚掌由上至下、由左至右，拍打肩背部。反复做2～3遍。

【操作要领】手指自然并拢，掌指关节微屈，掌心空虚。腕关节放松，前臂主动运动。用力平稳而有节奏。

◎ 腰臀部推拿减肥法

腰臀部推拿减肥法是针对腰臀部肥胖者的减肥手法，可单独应用，也可配合腹部减肥手法，以提高疗效。腰臀部推拿减肥手法可做5～10分钟。首先做摩法和揉法，然后做推法、捏法、按法，最后可做拍打手法。

（1）掌摩腰臀

【减肥方法】用手掌掌面在腰臀部做环形摩动。由上至下反复3～5次。

【操作要领】前臂主动运动，带动腕关节及手掌动作。摩动时轻快柔和，动作协调。速度均匀，压力适当。

（2）掌揉腰骶

【减肥方法】用手掌掌根部在腰骶部用力做环形的揉动。从上至下反复做3～5次。

【操作要领】动作要轻柔缓和。腕部放松，前臂主动运动带动腕部及手掌做小幅度回旋揉动。手掌要吸附在皮肤上，不可滑动或摩擦。

（3）分推腰骶

【减肥方法】将手掌掌面近桡侧缘，放在腰骶椎正中，向两侧做分推的手法。由上至下反复做2～3次。

【操作要领】分推的力量应稍大，以患者能耐受为宜。手掌移动的速度要慢，使力量渗透至皮下脂肪层。用力要均匀，动作要连贯。

（4）按肾俞穴

【减肥方法】用双手拇指按在腰椎两侧肾俞穴（第二腰椎棘突下，

旁开 1.5 寸）处做按压。反复做 10 ～ 20 次。

【操作要领】 动作要连续而有节律。按压时应稍用力，以出现微痛为宜。力度由轻到重，不可突然使猛力。

推拿减肥有哪些注意事项？

（1）首先做好患者的思想工作，消除其紧张害怕的心理顾虑，得到患者的积极配合。

（2）推拿按摩前要使患者坐卧舒适。同时，操作者也应有舒适的位置，便于手法的施用。治疗时，应根据患者治疗时的情况，随时变换治疗者体位。

（3）操作者要保持手指卫生，勤剪指甲。冬季天气寒冷时要双手保暖，以免触及患者皮肤引起肌肉紧张。

（4）注意室内卫生，保持空气流通，冬季注意保暖，以免患者着凉而生病。

（5）手法轻重应根据患者的肥胖程度及体质而定。一般来说，中度和重度肥胖的手法应重些，轻度肥胖手法宜轻些；体质好的手法宜重些，体质弱的手法宜轻些。

（6）女性经期、妊娠期及产后恶露未净时不要做腰腹部的推拿按摩。

（7）患有恶性肿瘤及感染性、化脓性疾病者不宜施用推拿按摩手法。

（8）治疗时间选择在空腹时进行为好，饭后1小时之内、过于饥饿和疲劳时均不适宜。每日1次，15日为1个疗程，间歇7日后开始第二疗程。治疗期间，最好不要中断，饮食要减量。

第二节　拔　罐

一、拔罐疗法与作用机制

拔罐是用一些罐状器具，借助燃烧或抽气的办法使罐内的气压低于大气压（即形成负压），使罐迅速吸附于局部皮肤或穴位上，以达到治疗疾病的目的。拔罐疗法是中医学的一个重要治病方法，可治疗多种疾病，应用于减肥也有相当好的疗效。

中医学理论认为，在人体一定部位或穴位上拔罐，可疏通经络、行气活血、祛风止痛，并通过经络的内外连通起到平衡阴阳、扶正祛邪、调节全身脏腑器官功能的作用。

现代研究证实，拔罐时，通过机械和温热刺激，除了可以改善皮肤的呼吸和营养，有利于汗腺和皮脂腺的分泌等局部作用以外，还能兴奋中枢神经系统，增强人体的免疫功能，改善血液循环。具体到肥胖症患者来说，拔罐疗法能疏通全身的经络、宣畅气血，达到调节胃肠功能、调整内分泌、促进脂类代谢、轻身减肥的目的。

二、拔罐减肥的原理

◎ 机械刺激作用

拔罐疗法通过排气造成罐内负压，罐缘得以紧紧附着于皮肤表面，牵拉了神经、肌肉、血管以及皮下的腺体，可引起一系列神经内分泌反应，调节血管舒、缩功能和血管的通透性，从而改善局部血液循环。

◎ 负压效应

拔罐的负压作用使局部迅速充血、瘀血，小毛细血管甚至破裂，红细胞破坏，发生溶血现象。红细胞中血红蛋白的释放对机体是一种良性刺激，它可通过神经系统对组织器官的功能进行双向调节，同时促进白细胞的吞噬作用，提高皮肤对外界变化的敏感性及耐受力，从而增强机体的免疫力。其次，负压的强大吸拔力可使汗毛孔充分张开，汗腺和皮脂腺的功能受到刺激而加强，皮肤表层衰老细胞脱落，从而使体内的毒素、废物得以加速排出。

◎ 温热作用

拔罐局部的温热作用不仅使血管扩张、血流量增加，而且可增强血管壁的通透性和细胞的吞噬能力。拔罐处血管紧张度及黏膜渗透性改变，淋巴循环加速，吞噬作用加强，对感染性病灶无疑形成了一个抗生物性病因的良好环境。另外，溶血现象的慢性刺激对人体起到了保健功能。

拔罐是配合经络原理，通过对局部部位的吸拔，疏通经络，平衡气血，调整内分泌，加速血液循环及淋巴液循环，促进肠胃蠕动，从而改善消化功能，使机体新陈代谢加快，产热及脂肪消耗增加，既可减去体表脂肪又可减去体内深层多余脂肪，从而达到安全、保健、无伤害的减肥目的。所以，可不是哪里油脂多就拔哪里。

三、常用的罐具

◎ 玻璃罐

玻璃罐采用耐热质硬的透明玻璃制成，口小肚大，口边稍厚略向外翻，大小型号不同。这种罐的优点是清晰透明，使用时可以看见罐内皮肤的瘀血程度及出血情况，便于掌握拔罐治疗的程度。缺点是闪火时导热快，而且罐体脆性高容易破碎。

◎ 抽气罐

抽气罐分为连体式与分体式两类。连体式是罐与抽气器连为一体，其上半部为圆柱形的抽气筒，下半部是呈腰鼓形的罐体。分体式包括橡皮抽气球抽气罐、电动抽气罐等，特点是罐体与抽气器分开，使用时再连接。抽气罐的优点是可以避免烫伤，操作方法简单容易掌握。缺点是没有火罐的温热刺激。

◎ 多功能罐

多功能罐是运用现代科学技术制成的结合其他治疗手段的罐具，如有罐法与药液外敷相结合，有罐法与电磁相结合等多功能罐。多功能罐增强了单纯拔罐的疗效，拓宽了罐法的适应证，操作起来也非常简便。这种罐缺点是存在吸拔力不强的问题。

另外，其他许多既能吸牢皮肤，又不损伤皮肤的类似物品，都可以用来作为吸拔的罐具，如家庭中常用的玻璃茶杯、圆形瓷瓶、玻璃瓶、陶瓷瓶等，都可以用作拔罐的工具。

四、常用的拔罐排气法

◎ 投火法

将小纸条点燃后，投入罐内，不等纸条烧完，迅速将罐罩在应拔的部位上，这样纸条未燃的一端向下，可避免烫伤皮肤。

◎ 闪火法

先用干净毛巾蘸热水将拔罐部位擦洗干净，然后用镊子捏紧棉球稍蘸酒精。火柴燃着，用闪火法，往玻璃火罐里一闪，迅速将罐子扣在皮肤上。

◎ 架火法

将不易燃烧、传热的物体，如瓶盖、小酒盅等（直径要小于罐口），置于施术部位，然后将 95% 乙醇数滴或酒精棉球置于瓶盖或酒盅内，用火将酒精点燃后，将罐迅速扣下的火罐法。

弹簧架火法属架火法的另一种形式，此法同样适于火罐的架火法。

◎ 滴酒法

在罐底部滴入酒精数滴，保持罐口向上，一手持罐将罐横放，旋转 1 ~ 4 周，使酒精均匀地黏附在罐内壁上，另一手持火柴点燃酒精后，迅速扣在应拔部位上。此法适用于各种体位。

◎ 贴棉法

拔罐的一种操作方法。用直径约为 2 厘米厚薄适中的棉花片，浸少量 75% ~ 95% 的乙醇，贴在罐内壁的中段，以火柴点燃，扣在施术部位上，即可吸住。此法多用于侧面拔，需防乙醇过多、滴下烫伤皮肤。

五、常用的拔罐方法

◎ 留罐（定罐、坐罐）法

又称坐罐法，是指罐拔在应拔部位后留置一段时间的拔罐方法。是历史最悠久，适用最广泛的一种拔罐法，在医院治疗及家庭保健中经常被使用。

（1）适用范围　适用于以寒邪为主的疾患。脏腑病、久病，病位局限、固定、较深者，多选用此方法。如经络受邪（外邪）、气滞血瘀、外感表证、皮痹、麻木、消化不良、神经衰弱、高血压等病证，用之均有疗效。

（2）操作要领　凡病变部位较小或压痛点为一点，可用单罐；病变范围广泛，病情复杂者，用多罐。根据罐具多少不同，又分为单罐留罐法和多罐留罐法两种。后者因罐具距离与罐数不同，又分为密罐法（罐距小于 3.5 厘米）、疏罐法（罐距大于 7 厘米）。留罐时间一般为10 ～ 25 分钟（不宜超过 30 分钟），小儿和年老体弱者以 5 ～ 15 分钟为宜。用多罐拔罐时，宜采用先上后下和从外向内的顺序；罐具的型号应当是上面小下面大，不可倒置。

实证多用泻法，单罐用口径大、吸拔力大的；多罐用密罐法（吸拔力大），吸气时拔罐，呼气时起罐。虚证多用补法，单罐用口径小、吸拔力小的；多罐用疏罐法（吸拔力小），呼气时拔罐，吸气时起罐。留罐法可与走罐法结合使用，即先用走罐法，后用留罐法。

◎ 闪罐法

闪罐法是指将罐吸拔在应拔部位后随即取下，如此反复一拔一取的一种拔罐法。若连续吸拔 20 次左右，又称连续闪罐法。

（1）**适用范围**　凡以风邪为主的疾患，肌肤麻木、疼痛、病位游走不定者，如肌肉萎缩、局部皮肤麻木或机能减退的虚弱病证及卒中后遗症等，多采用此法。此外，由于此法属于充血拔罐法，拔后在皮肤上不留瘀紫斑，故较适合面部拔罐。皮肤不太平整，容易掉罐的部位也多用此法。

（2）**操作要领**　用镊子或止血钳夹住蘸有适量酒精的棉球，点燃后迅速送入罐底，立即抽出，将罐拔于施术部位，然后将罐立即取下，按上述方法再次吸拔于施术部位，如此反复多次至皮肤潮红为止。操作者应随时掌握罐体温度，如感觉罐体过热，可更换另一罐继续操作。通过反复的拔、起，使皮肤反复地松、紧，反复地充血、不充血、再充血形成物理刺激，对神经和血管有一定的兴奋作用，可增加细胞的通透性，改善局部血液循环及营养供应。

（3）**注意事项**　拔罐时要注意火屑勿落在患者身上，防止烫伤。在应用闪火法时，棉球蘸酒精不要太多，以防酒精滴下烧伤皮肤；用贴棉法时，应防止燃着的棉花脱落；用架火法时取穴要准，不要把燃着的火架撞翻。

◎ 走罐法

走罐法又称推罐法、拉罐法、行罐法、移罐法、滑罐法等，是指在罐具吸拔住后，再反复推拉、移动罐具，扩大施术面积的一种拔罐方法。此法兼有按摩作用，在临床中较为常用。

（1）术前准备　本法所采用的罐具口径，应在 3 厘米以上，罐口宜边宽而非常光滑，以玻璃罐为宜。润滑剂可依病情需要而选用温水、酒类、油类、乳剂、油膏等。

（2）排气方法　走罐法可选用闪火法、投火法等火力排气法进行排气，其中以闪火法较为常用，但火力要小，吸拔力的大小以推拉顺手、患者疼痛轻微为宜。

（3）适用范围　凡某些经络、脏腑功能失调，沉寒痼冷，积聚，经脉气血阻滞，筋脉失养等疾病，如外感、皮痹、高血压、胃肠功能紊乱、心悸、失眠、寒湿久痢、坐骨神经痛、痛风、肌肉萎缩等都可选用。

（4）操作要领　拔罐前，先在罐口及应推拔部位涂一些润滑剂，如水、香皂水、酒类、油类、乳剂等。罐具吸住后，用手扶住罐底，用力在应拔部位上下或左右缓慢地来回推拉。推拉时，将罐具前进方向的半边略提起，以另半边着力。一般腰背部宜沿身体长轴方向上下推拉；胸胁部宜沿肋骨走向推拉；肩部、腹部宜用罐具在应拔部位旋转移动（故又称旋罐法），四肢部宜沿长轴方向来回推拉。需加大刺激时，可以在推拉旋转的过程中对罐具进行提、按，也可稍推拉或旋转即用力将罐取下重拔，反复多次（取罐时常有响声，又称响罐法）。用水、香皂水、酒类等润滑剂时（用香皂水作润滑剂拔走罐时，又称滑罐法），应随时在罐具移动的前方涂擦润滑剂，以免因润滑不够引起皮肤损伤。

走罐法操作的关键在于，当罐具吸住之后，要立即进行推拉或旋转移动，不能先试探是否吸住，否则推拉时就难以移动，用大力推拉会造成患者疼痛，甚至皮肤损伤。在推拉、旋转几次之后，才能停歇。此外，推拉、旋转的速度宜缓慢，每次推拉移动的距离不宜过长，推拉至皮肤呈潮红、深红或起丹痧点为止。

六、拔罐时间长短的确定

吸拔时间的长短，也是拔罐疗法临床应用时应该注意的重要事项。原则上由以下因素决定。

◎ 根据病情的需要和患者的耐受程度而定

一般来说是这样的：疼痛的疾病，吸拔的时间长一些为宜；麻痹的病证，吸拔的时间要短一些为宜。如果遇到患者疼痛特别难受时，就可以提早起罐；如果患者感觉舒适，罐的吸力也不很大，而局部的肌肉又比较丰满，时间就可以长一些。体格消瘦虚弱者，罐子吸拔的力量要小，时间要短，拔罐的数量要少；体质健壮肌肉丰满者，罐子吸拔的力要大，拔罐的数要多，吸拔的时间要长。患者比较敏感，耐受能力比较差，吸拔的时间要短；患者反应正常，耐受能力比较强，吸拔的时间可以长一些。新接受拔罐疗法的患者，即首次接受拔罐疗法的患者，吸拔的时间要短一些；经常接受拔罐疗法的老患者，吸拔的时间可长一些。

◎ 根据拔罐的形式和罐具决定

闪罐、走罐、刮罐的治疗时间以局部或罐下皮肤出现潮红或花红豆点的丹痧、痧块、痧斑、瘀斑等为度。而其他罐法则因方法不同要求局部潮红、紫斑、肿胀，甚至局部灼热疼痛、抽拉感、针罐的针感、出血等都是决定留罐的时间，一般10～20分钟。如果采用兴奋手法，所用小罐的数目要少，使用大罐数目要多，吸拔的时间要短，10～15分钟；如果要采取抑制手法，用小罐的数目要多些，大罐的数目要少，吸拔的时间要长，15～30分钟。

七、起罐方法

起罐，是指拔罐疗法过程中最后的操作方法。根据使用罐具、排气方法不同，一般分为手工起罐法和自动起罐法两种。

◎ **手工起罐法**

此法为临床所常用。常规手法是用一手轻按罐具向左倾斜，另一手以示、中指按住倾斜对方罐口处的皮肤（肌肉），使罐口与皮肤之间形成空隙，让空气进入罐内，吸力就会消失，则罐具自落。切不可硬拉或旋转罐具，以免损伤皮肤。

◎ **自动起罐法**

凡有自动起罐装置的罐具，起罐时，先卸掉气嘴上的螺丝帽，再抽气门芯使空气从气嘴进入罐内则罐自落。

◎ **起罐的时间**

起罐时间要按病情的需要而定。如果遇到患者紧痛感特别强，就可以提早起罐；如果患者感觉舒适，时间可以长些，按要求时间起罐。

但必须注意罐法，如用贮水罐或贮药罐时，特别是应拔部位为水平面时（如患者为俯卧位，在其背部拔罐时），应先将患者拔罐部位调整为侧位后，再起罐，也可在罐的一侧涂少量温水。如腰部拔罐时，在腰的左侧或右侧涂水，然后将罐移向涂水的一侧，使其罐口从朝下的方向转为朝上再起罐。用注射器抽气罐、空气吸筒抽气罐起罐时，也可向罐内注入空气，则罐具自落。用挤压罐起罐时，用力挤压罐具，则负压消失，罐具自落。

◎ **起罐的顺序**

在起多个罐具时，要按拔罐先后顺序而定。原则是先拔先起，后拔后起。还要注意上下顺序，如在背部拔多个罐时，应按先上后下起罐，这样起罐，可防止发生头昏脑胀、恶心呕吐等不良反应。

◎ **起罐后的局部处理**

　　起罐后，用消毒纱布（或干棉球）轻轻拭去罐斑处的小水珠、润滑剂、血迹等。若配合割治、挑治时，起罐后宜用消毒敷料覆盖伤口，以防感染。如拔治疮痈时，常会拔出脓血，应预先在罐口周围填以脱脂棉或纱布，以免起罐时脓血污染衣服、被褥等，起罐后，擦净脓血，并对伤口进行适当处理。若有水疱，可用无菌针刺破，抹干后涂甲紫（龙胆紫）即可。若局部绷紧不适，可轻轻揉按，使其放松。若皮肤干裂，涂植物油或刮痧油即可。针刺或刺络拔罐后，针口应用医用酒精消毒。皮肤下出现紫红斑点属正常反应，无须特别处理。

　　起罐后，若拔罐部位有痒感，嘱患者切不可搔抓，以免感染。罐斑处的发绀，可于几天内消失，不必顾虑。起罐后，应嘱患者适当休息一下，缓解疲乏，忌当风口，以防外邪侵袭。

八、肥胖症的拔罐方法

◎ **脾虚湿阻证**

　　【临床表现】　形体肥胖，肢体困重，倦卧少动，胸闷痰多，脘腹痞满，头晕乏力，纳差食少，下肢水肿，大便溏薄。舌淡胖大有齿痕，苔白或白腻，脉濡缓或细滑。

　　【治法】　健脾益气，除湿化痰。

　　【取穴】　脾俞、三焦俞。（图6-30）

　　【拔罐方法】　患者取俯卧位。先在背部涂上按摩乳，

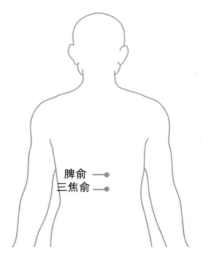

脾俞 ——
三焦俞 ——

图6-30　脾虚湿阻证拔罐取穴

用单罐法沿背部膀胱经走罐，施术 5 ～ 10 分钟，然后吸拔脾俞（第十一胸椎棘突下旁开 1.5 寸处）、三焦俞（第一腰椎棘突下，旁开 1.5 寸处）两穴，留罐 5 分钟。每日治疗 1 次。

◎ 脾肾阳虚证

【临床表现】 形体肥胖，疲倦乏力，腰膝酸软，畏寒肢冷，下肢水肿，大便溏薄或五更泄泻。舌淡体胖，苔薄白，脉沉细。

【治法】 健脾温肾，利湿消肿。

【取穴】 肾俞、脾俞、气海俞、足三里。（图 6-31）

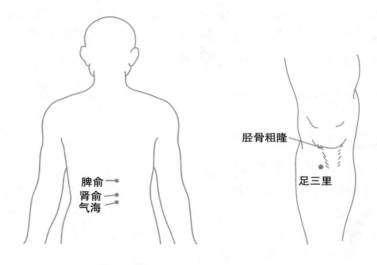

图 6-31 脾肾阳虚证拔罐取穴

【拔罐方法】 患者取侧卧位。用闪火法在同一侧脾俞（第十一胸椎棘突下旁开 1.5 寸处）、肾俞（第二腰椎棘突下旁开 1.5 寸处）、气海俞（第三腰椎棘突下旁开 1.5 寸处）和足三里（外膝眼下 3 寸，距胫骨粗隆一横指处）穴拔罐 10 分钟。第二天拔另一侧穴位，两侧交替进行。

◎ **脾胃实热证**

【临床表现】 形体肥胖，体质健壮，食纳超常，消谷善饥，口干口臭，渴喜冷饮，大便秘结，数日一行。舌红，苔黄腻，脉滑数有力。

【治法】 清胃泻火，通腑消导。

【取穴】 胃俞、肺俞、阳池、三焦俞。（图 6-32）

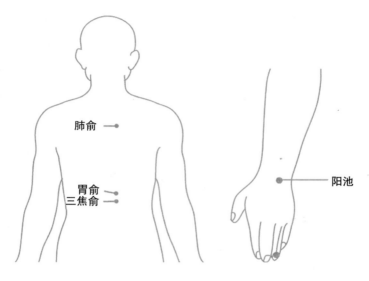

图 6-32　脾胃实热证拔罐取穴

【拔罐方法】 患者取俯卧位。在背部涂上适量按摩乳，先用单罐法沿背部膀胱经走罐，施术 5 分钟，然后吸拔胃俞（第十二胸椎棘突下，旁开 1.5 寸处）、肺俞（第三胸椎棘突下，旁开 1.5 寸处）、三焦俞（第一腰椎棘突下，旁开 1.5 寸处）穴，再用小口径的玻璃罐吸拔阳池穴，留罐 8 分钟，每日 1 次。

◎ **肝郁气滞证**

【临床表现】 形体肥胖，胸胁胀闷，胃脘痞满，腹胀纳呆，头晕目眩，烦躁易怒，失眠多梦，大便不畅，月经不调或闭经。舌质紫暗或有瘀点、瘀斑，苔白，脉细弦或弦数。

【治法】疏肝理气，活血化瘀。

【取穴】关元、水道、天枢。（图6-33）

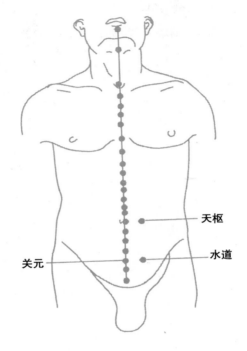

图6-33　肝郁气滞证拔罐取穴

【拔罐方法】患者取仰卧位。用闪罐法在关元（脐下3寸处）、水道（脐下3寸，旁开2寸处）、天枢（脐旁2寸）穴拔罐。每次留罐8分钟，每日或隔日1次。

◎ 阴虚内热证

【临床表现】形体肥胖，头痛眩晕，目胀耳鸣，面色如醉，血压升高，肢体麻木，腰膝酸软，五心烦热。舌尖红，苔少或薄，脉细数或弦细。

【治法】 化痰降浊，滋阴清热。

【取穴】 中脘、风池、丰隆。（图6-34）

【拔罐方法】 患者取俯卧位。取口径适合的玻璃罐用闪火法在双侧风池穴（项后枕骨下两侧凹陷处）拔罐10分钟；改仰卧位，同法在中脘（脐上4寸处）和丰隆（外踝尖上8寸，条口穴外侧1寸处；或者在外踝尖与外膝眼连线中点取穴）穴拔罐10分钟。每日1次。

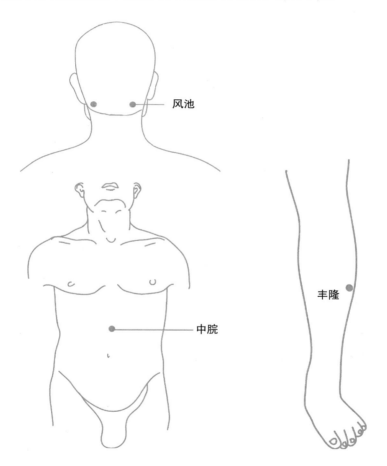

图6-34　阴虚内热证拔罐取穴

拔罐操作有哪些注意事项？

（1）拔罐时要暴露局部体表皮肤，应注意保暖，室温不能过低，防止受凉。

（2）拔罐时选择让患者舒适而持久的体位。

（3）选择与拔罐部位相称的罐具，特别是罐口直径须大小适宜。

（4）初次拔罐，以及年老体弱、容易紧张的患者，宜选择较小的罐具，拔的罐数要少，并选择卧位。

（5）有局部皮肤病及患有严重心脏疾患、出血性疾病、恶性肿瘤、严重水肿或其他严重疾病全身情况差者，均不宜拔罐。

（6）孕妇下腹部、大血管或骨骼凸起的部位不宜拔罐。

（7）身体状态不佳时，如过度疲劳、过饥、过饱、过渴时均不宜拔罐。

（8）拔罐部位选择肌肉丰满、皮下组织丰富及毛发较少的部位为宜，皮薄肉浅的部位及五官七窍等处不宜拔罐。前一次拔罐部位在罐斑未消退之前，不宜再在原位置拔罐。

（9）要根据病情轻重及患者体质强弱灵活掌握吸拔力的大小。一般来说，罐内温度高时扣罐、扣罐速度快、罐具大而深、吸拔力较大，反之则小。若吸拔力不足，可重新拔罐。吸拔力过大时，可按照起罐法稍微放进一些空气。

（10）拔罐时间，一般以10～15分钟为宜。拔罐部位肌肉厚，如臀部、背部、大腿部，拔罐的时间可适当延长；拔罐部位肌肉薄，如头部、胸部，拔罐时间宜短。天气寒冷时。拔罐时间可稍长，天热时则应缩短。

（11）拔罐时，患者不可移动体位，以免罐具脱落。

（12）拔罐数目多时，罐具间的距离不宜太近，以免罐具牵拉皮肤产生疼痛或因罐间互相挤压而脱落。

（13）若患者发生晕罐，如出现头晕、恶心、面色苍白、四肢厥冷、呼吸急促、脉搏细数等症状，应及时起罐，让患者平卧，取头低脚高位，喝些温开水，静卧片刻大多即可恢复。重者可针刺人中、百会穴以醒脑开窍。

（14）起罐后，局部皮肤多潮红或紫红色。若出现小水疱，可不做处理，过几天会自行吸收，但要注意防止擦破。若水疱较大，可涂黄连膏预防感染，并用消毒纱布包好。

（15）拔罐时间一般是每日或隔日1次，10次为1个疗程。可配合针灸做针后套针拔罐。

第三节　刮　痧

一、刮痧疗法作用机制

刮痧疗法是借用一定的工具作用于机体体表皮部的一种外治法。刮痧理论是从中医理论的整体观出发的，中医学认为，人体皮部是经脉功能反映于体表的部位，也是经脉之气散在的部位。它位于人体的最外层，具有卫外安内的功能，能够起到对内传达命令，对外接受信息的作用。人体内在的系统发生的病理变化，会通过经络系统反映到体表，可能会在脊柱两侧，也就是十二皮部分布的地方，出现病理反应点（又称阳性反应点，即痧象）。刮痧作用于人体的特定部位，有选择地寻找对于某些疾病、某些症状有特殊功效的特殊反应点或腧穴，进行有程序的刺激，这种刺激产生的痧痕，通过经络的传导或是神经的反射传至体内，激发并调整体内紊乱的生理功能，使阴阳达到相对的平衡状态，人体各部分之间的功能协调一致，从而进一步增强人体的抗病能力，促使疾病痊愈。

现代医学认为：刮痧疗法的实质是一种特殊的物理疗法，即刮治某些特定的部位或穴位，通过对局部或某些穴位进行一定时间、一定强度的刺激，使人体的神经末梢或感受器受到一定的刺激，通过神经传导、反射作用，进而传达到大脑皮层这一高级中枢，在大脑的整合作用下，促进大脑皮质正常功能的恢复，从而调整人体各个组织、器官的生理功能，而产生治疗效应。

二、刮痧用具

刮痧板是刮痧的主要器具。目前各种形状的刮痧板、集多种功能的刮痧梳都相继问世。其中有水牛角制品，也有玉制品。水牛角质地坚韧，光滑耐用，药源丰富，加工简便，具有发散行气、清热解毒、活血化瘀的作用。玉则性味甘平，入肺经，润心肺，清肺热。

现在市场上的刮痧板多为长方形，其边缘光滑，四角钝圆。刮板的两长边，一边稍厚，一边稍薄。薄面用于人体平坦部位的治疗刮痧，凹陷的厚面通常适合于保健刮痧，刮板的角适合于人体凹陷部位刮拭。半凹陷的一侧，用于刮按脊柱部位、四肢的手指、足趾等部位。钝圆的四角则用于按压经脉、穴位、疼痛敏感点等部位。

如图6-35为水牛角刮痧板，形状为长方形，长10厘米，宽6厘米，厚的一边厚度为0.5厘米，薄的一边厚度为0.2厘米，其边缘光滑、四角钝圆，宽侧的一边呈凹形。

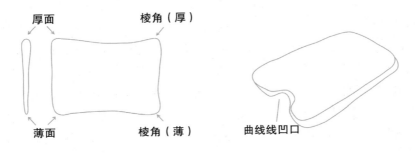

厚面　　棱角（厚）

薄面　　棱角（薄）　　曲线线凹口

图6-35　水牛角刮痧板

水牛角和玉制品的刮痧板，刮拭完毕后可用肥皂水洗净擦干或以酒精擦拭消毒。为防交叉感染，最好固定专人专板使用。水牛角刮板如长时间置于潮湿之地，或浸泡在水中，或长时间暴露于干燥的空气中，均可发生裂纹，影响其使用寿命。因此，刮板洗净后应立即擦干，最好放在塑料袋或皮套内保存。玉质板在保存时要避免磕碰，以防弄碎。

此外，民间还有一些较常用的刮具，如石器、陶器、苎麻、小蚌壳、硬币、木器板、棉纱线、头发等等。

三、刮痧板的应用

◎ 持板法

操作时一手横握刮痧板，刮板一底边横靠手心部位，拇指与另四指分别置于刮板两侧，手指弯曲，做到手感自如，用力适中，运板灵活。（图6-36）

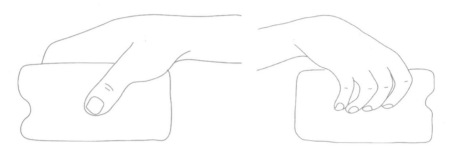

图6-36　持板法

◎ 刮拭角度

刮痧板与刮拭方向保持45°～90°进行刮痧。用力要均匀，由上而下或由中线向两侧刮拭。治疗病症时用刮板薄的一侧刮拭，保健强身时用其厚的一侧刮拭。（图6-37）

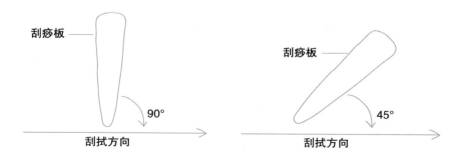

图6-37　刮拭角度

一手持刮痧板，蘸上刮痧油，在施术部位按一定方向刮拭，直至皮下呈现痧痕为止。刮拭时手腕要用力，且力度应均匀，同时要根据病情和患者的反应，随时调整刮拭力度，轻而不浮，重而不滞，以患者能耐受为度。

四、肥胖症的刮痧方法

【取穴】脾俞、胃俞、肾俞、中脘、关元、天枢、列缺、梁丘、三阴交、丰隆。（图6-38）

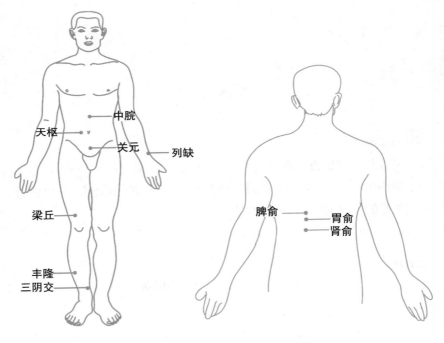

图6-38　肥胖症刮痧穴位图解

【刮拭方法】

（1）刮拭脾俞、胃俞、肾俞。

（2）点揉中脘、关元、天枢，各 30 次。

（3）刮拭列缺 30 次。

（4）刮拭丰隆、梁丘、三阴交，各 30 次。

五、刮痧后的反应

刮痧治疗后，由于病情不同，刮拭局部可以出现不同颜色、不同形态的痧。皮肤表面痧的颜色有：鲜红色、暗红色、紫色及青黑色。痧的形态有：散在的、密集的或斑块状的。湿邪重者多出现水疱样痧。皮肤下面深层部位的痧多为大小不一的包块状或结节状。深层痧表面皮肤隐约可见青紫色。刮痧治疗时，出痧局部皮肤有明显的发热感。

刮痧治疗后大致半个小时，皮肤表面的痧逐渐融合成片。深部包块样痧慢慢消失，并逐渐由深部向体表扩散。12 个小时左右，包块样痧表面皮肤逐渐呈青紫色或青黑色。深部结节状痧消退缓慢，皮肤表面的痧 12 个小时左右也逐渐呈青紫色或青黑色。

刮痧后 24 ~ 48 小时内，出痧表面的皮肤在触摸时有疼痛感，出痧严重者局部皮肤表面微发热。如刮拭手法过重或刮拭时间过长，体质虚弱患者会出现暂时的疲劳反应，严重者 24 小时内会出现低热，一般休息后即可恢复。

刮出的痧一般 5 ~ 7 天即可消退。痧消退的时间与出痧部位、痧的颜色和深浅有关。胸背部的痧、上肢的痧、颜色浅的痧及皮肤表面的痧消退较快，下肢的痧、腹部的痧、颜色深的痧以及皮下深部的痧消退较慢。阴经所出的痧较阳经所出的痧消退得慢，慢者一般延迟到 2 周左右消退。

❤ 爱心小贴士

刮痧操作有哪些注意事项？

1. 刮痧前

（1）刮痧应选在宽敞明亮的室内，施术时应注意避风、保暖，若室温较低，则应少暴露部位。夏季不可在电扇前或有过堂风处刮痧，冬季应避寒冷和风口。

（2）检查刮痧器具是否有损伤，并应对其进行清洁和消毒，施术者的双手也应保持清洁。

（3）患者选择舒适的刮痧体位，充分暴露刮痧部位的皮肤，并擦洗干净。

2. 刮痧中

（1）刮痧时，应注意基本操作，特别是手持刮板的方法，治疗时刮板厚的一面对手掌，保健时刮板薄的一面对手掌。

（2）刮痧时，应找准敏感点（或得气点），这种敏感点因人或病情而异。此外，还应保持用力均匀并掌握正确的补泻手法，适当的力度因人或病情而异。

（3）刮痧部位应根据病情来选择，一般情况下，每个部位可刮2～4条或4～8条血痕，每条血痕长6～9厘米。按部位不同，血痕可刮成直条或弧形。前一次刮痧部位的痧斑未退之前，不可在原处进行再次刮拭出痧。

（4）用泻法或平补平泻法进行刮痧，每个部位一般应刮3～5分钟；用补法进行刮痧，每个部位一般应刮5～10分钟。夏季室温过高时，应严格控制刮痧时间。对于保健刮痧，并无严格的时间限制，自我感觉良好即可。再次刮痧时间需间隔3～6天，以皮肤上痧退为标准。

（5）刮痧过程中应一边刮拭一边观察患者的反应变化，并不时与患者交谈，以免出现晕刮情况。如遇晕刮者，应立即停止刮痧，嘱其平卧，休息片刻，并饮热糖水，一般会很快好转。若不奏效，可采用刮百会、内关、涌泉等穴位以急救。

（6）刮痧时，出痧多少受多种因素影响，不可片面追求出痧。一般而言，虚证、寒证出痧较少，实证、热证出痧较多；服药多者特别是服用激素类药物者，不易出痧；肥胖的人和肌肉丰满的人不易出痧；阴经较阳经不易出痧；室温过低不易出痧。出痧多少与治疗效果不完全成正比。只要掌握正确的刮拭方法和部位，就有治疗效果。

3. 刮痧后

（1）刮痧后应喝热水，最好为淡糖盐水或姜汤。

（2）刮痧后，不可马上洗澡，应在3小时后，皮肤毛孔闭合恢复原状后，方可入浴。

第四节　艾　灸

一、艾灸疗法作用机制

灸法，是针灸学的重要组成部分。我们一般所说的针灸，是针法与灸法配合使用以治疗疾病的方法。灸，灼、烧之意。所谓的灸法，是利用艾绒、某种易燃材料或利用某种药物放置在体表的穴位或患处进行烧灼、贴敷等，借灸火的温和热力以及药物的作用，以刺激身体的一定穴位、患病部位，通过经络的传导，起到温和气血、扶止祛邪、调整人体生理功能平衡，达到防病治病、养生保健作用的一种外治方法。

灸法的特点是"针所不为，灸之所宜"（《灵枢·官能》），对于使用针刺、药物等方法治疗无效果或效果不理想的病证，采用灸法，往往可收到较满意的疗效。在防病保健方面，灸法的使用，也具有较悠久的历史，如《扁鹊心书·须识扶阳》中说："人于无病时，常灸关元、气海、命门、中脘，虽未得长生，亦可保百余年寿矣。"

艾灸的作用机理和针疗有相近之处，并且与针疗有相辅相成的治疗作用，通常针、灸并用，故称为针灸。针灸治病在国内外有着深远的影响，但现代人说针灸，多数时候仅指针疗，已经很少包含艾灸的内容了。

我们通常认为针和灸是同一种疗法，其实并不是这样。虽然它们都是建立在人体经络穴位的认识之上，但针疗产生的只是物理作用，而艾灸是药物和物理的复合作用。而且两者治疗的范围也不一样，所谓"针所不为，灸之所宜"，指的就是其中的区别。

艾灸的治疗效果已被无数临床实践所证明，其作用机制主要倾向于以下几种观点。

◎ 局部刺激作用

认为局部的温热刺激是治疗疾病的关键因素。灸疗是一种在人体某特定部位通过艾火刺激，以达到治病防病目的的治疗方法，施灸点皮肤外温度上升高达130℃左右，皮肤内温度最高在56℃左右。皮下与肌层内的温度变化和表皮不同，灸刺激不仅涉及浅层，也涉及深层。正是这种温热刺激，使局部皮肤充血，毛细血管扩张，进而改善局部血液循环和淋巴循环，加速细胞新陈代谢，促进炎症、粘连、渗出物、血肿等病理产物消散吸收，修复损伤组织，使肌肉、神经的功能与结构恢复正常，使机体内环境恢复相对平衡或建立一个新的平衡，从而达到调理及治疗疾病的目的。还可引起大脑皮质抑制性物质的扩散，降低神经系统的兴奋性，发挥镇静、镇痛的作用；同时温热作用还能促进药物的吸收。

◎ 调节免疫功能的作用

认为机体在艾灸温热作用下，激活了体内一些特殊物质，灸疗的许多治疗作用也是通过调节人体免疫功能实现的，这种作用具有双向调节的特性。有报道称，艾灸可以提高放、化疗患者白细胞的数量，且艾灸产生的白细胞成熟度高。对机体进行艾灸，可以增加白细胞、巨噬细胞等的数量，从而激活和加强了机体免疫系统的功能，发挥其抵御外邪、杀伤细菌病毒、捍卫健康的作用。

◎ 经络调节作用

人体是一个整体，五脏六腑、四肢百骸是互相协调的，这种互相协调关系，主要是靠肌体自控调节系统实现的。皮部起着接收器和效应器的作用，经络起着传递信息和联络的作用。艾灸的温热刺激作用于经络腧穴，是对经气的一种激发，通过腧穴的双向良性调节作用，从而发挥其调节气血、平衡阴阳的功效。腧穴还具有储存药物的作用，药物的理化作用长时间停留在腧穴或释放到全身，产生整体调节作用，使疾病得到治愈。

◎ **应激反应作用**

认为艾灸使机体产生了一些应激反应而达到治疗目的，艾灸产生的温热刺激对机体来说，属于一个外来刺激，机体作为一个有机整体，在接受这种外来刺激的时候，会产生一种冲动，激发机体产生神经体液等一系列调节活动来适应这种变化，从而产生一种反馈性的良性调节作用，进而发挥治疗疾病的作用。

◎ **药物本身的药理作用**

艾叶燃烧时产生的芳香气味，通过呼吸系统作用于机体，可以产生通经活络、醒脑安神的作用。

◎ **综合作用**

灸法是通过多系统、多途径综合作用发挥效应的，神经、免疫及内分泌系统等均参与灸疗对机体的调节过程。灸法温热的刺激对局部气血的调整，芳香药物在温热环境中特别易于吸收，艾灸施于穴位，则首先刺激了穴位本身，激发了经气，调动了经脉的功能使之更好地发挥行气血、和阴阳的整体作用。人体的反应性也是艾灸发挥作用的一个重要因素。各因素相互影响、相互补充，共同发挥预防保健及治疗疾病等调节作用。

二、艾灸的功效

艾灸作为传统中医疗法之一，其适应范围广泛，疗效迅速，安全有效，易学易用，特别适合家庭治疗和保健。其功效可以归纳为以下几方面。

◎ **通络止痛**

正常的机体，气血在经络中周流不息，循序运行，如果由于风、寒、暑、湿、燥、火等外因的侵袭，人体或局部气血凝滞，经络受阻，即可出现肿胀疼痛等症状和一系列功能障碍。艾，芳香、辛散，本身就有通络作用，再加上点燃后的热力，具有很好的疏通经络作用。经络疏通，气血得行，通则不痛，因此可起到通络止痛的作用。

◎ 温经散寒

人体的正常生命活动有赖于气血的作用，而气血的运行有遇温则散、遇寒则凝的特点。艾，本身属于温性，再加上点燃后的温热刺激，可以起到很好的温通经脉、祛散阴寒的作用，符合"寒者热之"的中医治疗基本原则，也是艾灸可以治疗很多虚寒性疾病的原因所在。

◎ 益气升陷

艾，本身属于温性，可以温阳益气，具有顾护、升举和提托的作用，能使下陷的脏器得以升举而复位，此功效被古人用"陷下则灸之"加以概括。

◎ 回阳救逆

艾灸可以发挥其温通阳气的作用，使得阳散厥逆之人阳回逆转，转危为安。

◎ 预防保健

艾灸通过艾本身及对穴位的双重作用，可以调整经络气血，气血充足通畅，则人体正气充足，虚邪贼风不能侵袭机体，即中医所讲的"正气存内，邪不可干"。民间俗话亦说："若要身体安，三里常不干。""三里灸不绝，一切灾病息。"因为灸疗可温阳补虚，所以灸足三里、中脘，可使胃气常盛，而胃为水谷之海，荣卫之所出，五脏六腑皆受其气，胃气常盛，则气血充盈；命门为人体真火之所在，为人之根本；关元、气海为藏精蓄血之所，艾灸上述穴位可使人胃气盛，阳气足，精血充，从而加强了身体抵抗力，病邪难犯，起到防病保健之功。

◎ 平衡阴阳

阴阳失调，容易引发疾病。阴阳失调表现出经络系统的不同症状，如手足发热等。灸法具有广泛的调整作用，如肝阳上亢引起的头痛，则取足厥阴肝经穴位，用泻法灸疗，同时对足少阴肾经穴位，采用补法灸疗，以补虚泻实。

三、常用的艾灸材料与工具

◎ 艾灸材料

《名医别录》说："艾叶，味苦，微温，无毒，主灸百病。"《本草从新》载："艾叶苦、辛，生温熟热，纯阳之性，能回垂绝之阳，通十二经，走三阴，理气血，逐寒湿，暖子宫，止诸血，温中开郁，调经安胎……以之艾火，能透诸经而除百病。"艾叶性温，能振扶元阳，用以烧灸，则热气内注，温通气血，调整机体功能。又因其味辛、苦，辛能通经理气，苦可燥湿逐邪，加之艾火温和，穿透力强，感觉舒快，是灸法的最佳施灸材料。因其取材方便，操作简单，易燃力缓，药热并举，是它物所不能替代的。

用艾叶制成的艾绒是艾灸疗法的主要材料。艾是常见的菊科多年生草本植物，表面深绿色，背面灰色有茸毛，广泛生长于我国大部分地区的山野、草地、路旁。以湖北蕲州者佳，叶厚绒多，功力最大，称为"蕲艾"。于每年农历五月间艾尚未开花时采摘肥厚茂盛的叶片，晒干或阴干后，用石臼捣碎，筛去枝梗泥土，反复捣筛多次后，即可得到干净细软的艾绒。

经过捣制加工成为艾绒后，更便于搓捏成大小不同的艾炷，易于点燃，气味芳香，热力温和，善于走窜，渗透肌肤的特性。加上药源广泛，加工简单，价格低廉，数千年来一直作为灸法的主要材料。

艾叶以陈久者为好。《孟子·离娄篇》曾有"七年之病，求三年之艾"的说法。经捣制加工的艾绒应放置于干燥的容器里，防止潮湿霉烂。艾绒按加工程度的不同可分为粗细两级，根据治疗需要选用。如直接灸需用细艾绒，间接灸可用粗艾绒。劣质的艾绒生硬而不易团聚，燃烧时容易爆落，烧伤皮肤，不可使用。

◎ 艾炷

艾炷是用手捏捻制作而成的。将加工好的艾绒搓捏紧实，用拇、食、中三指边捏边捻，做成上尖下大的圆锥形艾绒团，即是艾炷。根据不同灸法的需要，将艾炷分为大、中、小三种。小炷大如麦粒，用于直接灸；中炷大如黄豆或半截枣核；大炷大如蚕豆或半截橄榄，用于间接灸。目前也有用特制器械压制的艾炷，大小一致，艾绒紧实，方便易用。（图6-39）

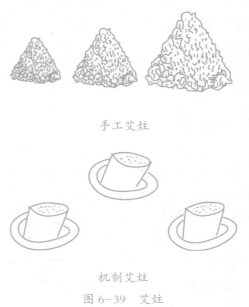

手工艾炷

机制艾炷

图 6-39　艾炷

◎ 艾条

艾条又称艾卷条，分为有药艾条和无药艾条（又称清艾条）两种。

有药艾条是根据治疗病症的不同，在艾绒中加入其他药物粉末制成。常用的方法是取肉桂、干姜、丁香、细辛、白芷、雄黄、苍术、乳香、没药、川椒各等份，研为细末，每支药条在艾绒中加入药末6克。

无药艾条是将24克艾绒均匀平铺在长26厘米、宽20厘米的桑皮纸上，卷成直径约1.5厘米的长圆柱形，越紧实越好，用胶水或浆糊将接口和两端封好即可。

目前也有市售的无烟艾条或微烟艾条，燃着时基本无烟，气味芳香，可供使用。在紧急情况下仓促得不到

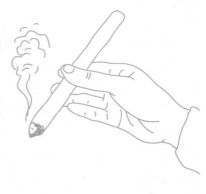

图 6-40　艾条

艾条时也可用香烟代替。制成的艾条应放于干燥处，防止受潮发霉或生虫。（图6-40）

◎ **温灸盒**

温灸盒是一种市面上比较常用的，呈长方形的艾灸器具（图6-41），其规格有大、中、小3种，大号为20厘米×14厘米×8厘米，中号为15厘米×11厘米×8厘米，小号为11厘米×9厘米×8厘米。施灸时，把温灸盒放在施灸的部位，把艾绒放在盒内的铁丝网上，点燃后把盒盖盖上。灸到皮肤红润时为度。在温灸盒的基础上，又有关节盒（图6-42），适用于关节部位的施灸，用法同上。还有铜温灸器（图6-43），比较耐用，用法也同上。

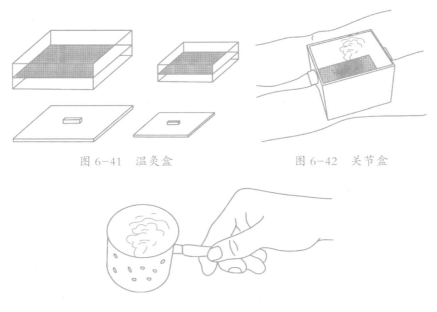

图6-41　温灸盒　　　　　　　图6-42　关节盒

图6-43　铜温灸器

◎ **六孔灸盒**

与温灸盒相似，只是用艾条，而不是用艾绒。首先把灸盒固定在施灸部位上，再把点燃的艾条放在孔内，根据需要亦可放 1 ～ 3 个艾条。
（图 6-44）

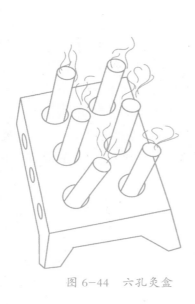

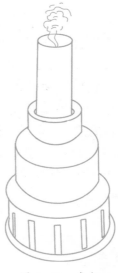

图 6-44　六孔灸盒　　　　　图 6-45　灸架

◎ 灸架

首先将灸架固定在施灸部位上，再将点燃的艾条放在灸架内，艾条的顶端与皮肤距离可调节，用起来也很方便。（图 6-45）

◎ 多功能艾灸仪

多功能艾灸仪是比较先进的艾灸仪，温度可调而且没有烟尘，疗效颇佳。首先将专用艾条放在灸头的隔物灸槽内，再将灸头固定在施灸的部位上。然后把灸头插头插在艾灸仪上，通电，调节调温钮至温度适合为止。

四、肥胖症的艾灸方法

【穴位】天枢、曲池、阴陵泉、丰隆、太冲、公孙。（图 6-46）

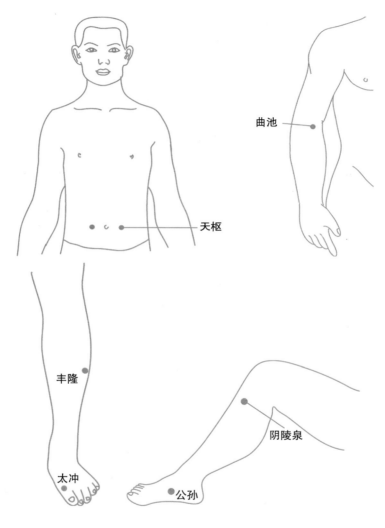

图 6-46　肥胖症艾灸穴位图

【艾灸方法】

（1）用温和灸或隔姜灸灸以上诸穴，距皮肤25毫米左右，每次10～15分钟。

（2）隔日灸1次，可长期施灸。

艾灸操作时有哪些注意事项?

（1）灸疗时，当以皮肤红润有温热或微有灼热感为度，避免因离皮肤太近、时间过长而引起烫伤。

（2）万一操作不当出现小水泡，只要不擦破，让其自然吸收即可。如果水泡较大，可用消毒的针刺破，放出水液，再涂上龙胆紫水，用纱布包扎，待其自然恢复或进一步请医生处理。如有化脓灸者，在灸疮化脓期间，要注意适当休息，加强营养，保持局部清洁，并可用敷料保护灸疮，以防污染，待其自然愈合。如处理不当，灸疮脓液呈黄绿色或有渗血现象者，可用消炎药膏或玉红膏涂敷。

（3）艾灸时要选择易于操作和能坚持的姿势，心情要放松，不要随意移动身体，以免烫伤。

（4）室内空气要清新，温度要适中；要避免吹风，以防受寒。

（5）艾灸操作的原则是：先背部后腹部，先上部后下部，先头部后四肢，不可违反。

（6）晕灸的防治：晕灸者极为少见，但是若出现头晕、眼花、恶心、面色苍白、血压下降、心慌出汗，甚至晕倒等症状，不必惊慌，可让患者平卧，马上灸足三里5~10分钟，即可缓解。

（7）艾炷、艾条用完后一定要完全熄灭，确保不复燃。艾极易复燃，应熄灭后单独放置于密闭的玻璃瓶内，一定要注意防火安全。

（8）春交夏时，夏交秋时，最适宜灸。此时经脉开合，气血流转，适时以艾灸火热之力助阴阳互生，气血旺盛，治病防病都能够事半功倍。

（9）禁忌证：①如患者有饥饿、过饱、醉酒、疲劳、情绪不佳、虚弱等情况，当停止施术，以防晕灸。②面部穴位慎用，以防过热起水泡，影响面容。③心脏大血管及黏膜部位附近，少灸或不灸。④孕妇的腹部及腰骶部不宜灸。⑤若有出血倾向，或患有恶性肿瘤、活动性肺结核者，不宜艾灸。⑥局部有严重水肿者，也不宜施灸。

第五节　熏　洗

一、熏洗疗法简介

熏洗疗法又称"药浴""熏蒸"，属于中医外治法范畴，是中医学的重要组成部分。它是将配好的中药加清水煮沸，利用带有药物的蒸气，熏患部或全身，再用药液淋洗、擦洗或浸浴患处及全身，从而产生治疗作用的一种防治疾病的方法。熏洗疗法历史悠久，是人们在防病治病的实践中积累的智慧结晶。中医经典著作《黄帝内经》中详细地论述了熏洗疗法，如《素问·阴阳应象大论》中有"其有邪者，渍形以为汗"。指的就是早期的熏洗疗法。熏洗疗法因其操作简便、使用安全、疗效确切、毒副作用小等优点，深受患者的欢迎。

二、熏洗减肥的原理

人体通过分布于全身的经络，内联五脏六腑，外联四肢百骸，承担着沟通内外、贯穿上下、运行气血的作用。熏洗疗法正是通过皮肤和穴位给药，由经入脏，输布全身，达到补虚泻实、调和阴阳的功效，使人体各种功能恢复正常。用中药煎液熏洗，因温热和药物的作用，可使血管扩张，血液循环加速，促进皮肤组织新陈代谢，加速脂肪分解，因而有助于促进肥胖症的治疗和康复。熏洗过程中的各种揉洗动作也有利于脂肪的消耗。熏洗疗法免除了服药和注射，患者在全身放松的状态下接受治疗，消除紧张和畏惧心理，治疗后往往情绪舒缓、精神愉快，因而能坚持下去，最终达到减肥的目的。

三、熏洗方法

将药物放入砂锅中，如入适量清水，浸泡30分钟，用武火烧沸后，改用文火再煎 20 分钟，使药物的气味出来，连渣带药汁倒入备好的容器内，即可开始熏洗。开始时因为药液蒸气温度较高，应离身体远些，稍温后可以离身体近些，待温度下降后可以用毛巾蘸药汁反复溻洗身体，直到药汁冷却。每日熏洗 1 次，1 剂可用 2 ～ 3 天。

四、熏洗方

◎ **处方一**

【方药组成】 防己 30 克，黄芪 50 克，白术 25 克，甘草 15 克，茯苓 30 克，桂枝 15 克。

【功效主治】 益气健脾，利水消肿。适用于肥胖症脾虚湿阻证。

◎ **处方二**

【方药组成】 冬瓜皮 500 克，茯苓 300 克，木瓜 100 克。

【功效主治】 健脾、利湿、降脂。适用于肥胖症脾虚湿阻证。

◎ **处方三**

【方药组成】 制附子 10 克，桂枝 25 克，茯苓 30 克，白术 20 克，白芍 12 克，肉桂 10 克，吴茱萸 6 克。

【功效主治】 温肾健脾。适用于肥胖症脾肾阳虚证。

◎ **处方四**

【方药组成】 玫瑰花 30 克，陈皮 60 克，香附 20 克。

【功效主治】 理气化痰，疏肝解郁。适用于肥胖症气滞血瘀证。

◎ **处方五**

【方药组成】 生大黄 30 克，芒硝 20 克，枳实 15 克，鸡内金 30 克，茯苓 30 克，半夏 10 克，泽泻 15 克，焦三仙各 15 克。

【功效主治】 清胃泻火，导滞通腑。适用于肥胖症胃热湿阻证。

【方药组成】 番泻叶 30 克，夏枯草 20 克，连翘 20 克，栀子 30 克，枳壳 12 克，槐花 15 克。

【功效主治】 清热泻火，通便。适用于肥胖症胃热湿阻证。

◎ 处方七

【方药组成】 制半夏 15 克，炒苍术 12 克，茯苓 30 克，陈皮 10 克，山楂 15 克，荷叶 20 克，厚朴 10 克，橘红 12 克。

【功效主治】 化痰除湿。适用于肥胖症痰湿内盛证。

◎ 处方八

【方药组成】 知母 30 克，黄柏 20 克，生地黄 50 克，白芍 30 克。

【功效主治】 滋阴清热。适用于肥胖症阴虚内热证。

♥ 爱心小贴士

熏洗减肥有哪些注意事项？

（1）各种药物的性味功效不同，熏洗疗法也是在辨证基础上，根据患者的不同病情及体质类型选择适当的熏洗药方。中医治病强调个性化治疗。同一种病，每个人所适用的治则、治法、用药都不相同。即使同一个患者，在发病的不同阶段所用方药也不相同。

（2）熏洗前先将局部进行清洗。同时要对所用器皿、毛巾等进行消毒，家庭可采用煮沸消毒法。

（3）熏洗温度要适宜。温度过高就进行熏洗，可因刺激性太强而对皮肤造成损害；温度过低，又达不到治疗效果。一般先用药液蒸气熏，待药液不烫手时即可进行熏洗。

（4）熏洗时要防止药液溅入口、鼻、眼中。

（5）熏洗时应注意保暖，避免受凉，特别是冬季要注意浴室的温度不可太低，熏洗完毕应立即拭干皮肤。

（6）患有严重心脑血管疾病者不适宜做熏洗。月经期不宜熏洗。皮肤破损者应待痊愈后再做熏洗。

（7）熏洗要选择合适的时间，一般来说饭前及饭后30分钟内不宜熏洗。空腹熏洗容易发生低血糖；饭后熏洗则影响食物的消化吸收。过于疲劳时应休息片刻再做熏洗。

（8）熏洗时如果发生皮肤过敏现象，应立即停止熏洗，以后若再熏洗要更改方剂。

（9）老年人、体弱者及儿童患者不宜单独熏洗，应有专人陪护，且熏洗时间也不宜过长。

第七章

肥胖症的
生活调养

心理调养
生活起居调养

一、心理调养

◎ 肥胖者的减肥心理误区

肥胖已不仅仅是有碍美观的问题，更重要的是它会严重影响身体的健康，甚至缩短寿命。减肥专家发现，减肥者通常在心理上有下列三种误区，只有克服这三种心理上的误区，减肥才会取得明显的成效。

（1）担心减肥结束后再肥　有的减肥者错误地认为，节食和运动计划是减肥的主要方法。当计划结束后，难保不再度肥胖，所以对减肥没有信心。其实这个想法是错误的，短期减肥结束后，并不代表你要放弃这些有益健康的新习惯，而继续保持这些新建立的习惯可防止你再次肥胖。

（2）希望有轻松减肥之法　若经过一段时间的减肥，没有明显的效果，有的减肥者就错误地认为："这种减肥努力不值得。"其实减肥不是件容易的事情。要知道"冰冻三尺，非一日之寒"，体重累积不是短期的结果，要瘦下去当然会花费更长的时间。轻松减肥，立即见效的方法几乎没有。努力减肥是值得的，因为肥胖可给人带来许多疾病，如果不努力减肥，最后就可能忍受疾病的痛苦。

（3）疑惑没有适合自己的减肥方法　有的减肥者在很短的时间内使用了某一种减肥法，没有起到明显的效果就错误地认为："这些减肥方法可能对自己没有效果，没有适合自己的减肥方法。"其实这种想法是错误的，怀疑这个办法，只表示自己短期减肥效果不佳，并不能否定此种方法的长期减肥效果，长期坚持才是唯一的出路。

◎ 减肥宜用的心理调节法

"调整饮食，限量进食，适当运动"，这是每个想瘦身的人不加思考就能说出来的减肥原则。但结果呢？ 不少减肥者却以失败告终。究其原因之一，就是心理的调整问题。你是否能够不断鼓起勇气进行减肥，同时又不断接受失败的打击？ 到底有何良方能保持瘦身计划不致流产呢？ 一个秘诀就是，在应用其他减肥疗法的同时，注意心理方面的"瘦身"疗法。

（1）自我奖励　肥胖者可利用自我奖励的办法来坚定自己减肥的决心。奖励的办法多种多样，比如每坚持减肥一天，就往储蓄罐丢一个硬币，奖励自己买喜欢的东西。但是请记住，千万别往嘴里"奖"食物。同时还可以标新立异，将每点进步具体化。比如，体重每减轻 0.5 千克就往袋子里装上 0.5 千克东西，并时常提提那个袋子，看看有多重，这重量就是以前你身上多余的脂肪。对于肥胖儿童，此法最为可行，可以让肥胖儿童写减肥日记，定期称体重，制定自我奖励标准。如果体重减轻了，家长就按照标准进行奖励，但是这种奖励一定不能与增肥的饮食有关。

（2）厌恶肥胖训练　施治者运用一些附加条件，使肥胖者对自己的肥胖产生厌恶感，避免过食。比如在冰箱旁，贴上因体态肥胖而遭人嘲笑的漫画，或者把自己大腹便便的照片置于餐桌上，一边看照片，一边吃饭，让自己面临美味佳肴，正欲狼吞虎咽之时，马上受到反面刺激，从而抑制食欲。

（3）借助影响　对于肥胖者来说，应尽量避免单独进食，应和家人或朋友一起吃。在亲朋好友当中，"聘请"几个对自己有影响力的"监督员"。这样，他们可以控制你的饮食，既不会让你空着肚子，也不会让你敞开肚皮吃。尽管你真心实意地减肥，但也会有坚持不下去的时候。此时你应找一个有同样苦衷的减肥者，两个人可以互相鼓励，取长补短，共渡难关。

（4）代替进食　"只要想象食物，我们的体重就会增加。"肥胖者常常抱怨。研究者发现，有些人仅是想象食物的形象、气味，都会引起食欲。为此，研究者建议用其他行为来代替进食，也许能够消除这种反应。比如进行一次轻快的散步，喝一杯水或者坚持不进食，直到这类想象对食欲不起作用为止。

（5）心理转移　心理转移疗法是肥胖者减肥的又一主要减肥法。瘦身专家说，当肥胖者无法摆脱强烈的食欲诱惑时，运用心理转移法，即把注意力转移到另一个具有吸引力的东西或某一项活动上去，这往往有可能使你"拒食"。需要说明的是，转移法的效果取决于转移对象本身吸引力的大小。所以减肥者应根据自己的爱好适当选择转移对象，吸引力越大，兴趣转移越快，节食的效果也就会越好。

（6）控制进食速度　如果肥胖者学会了轻松缓慢地吃东西，他就会有时间对所吃的东西加以品尝，并且到时间会自然停止。如果吃饭速度快，可以让自己吃完一小份后暂停一会儿，然后再吃另一份。这两种方法并非引导肥胖者少吃，而是帮助他们掌握忍耐饥饿的技巧，用这些方法使他们逐渐确定合理的食量。

（7）心理暗示　心里暗示在整个减肥过程中起着重要的作用。专家的研究结果显示，如果你说"做不到"某件事，比如减轻体重，你就不会有很大的毅力。即使你也很努力了，但只要有一点挫折或失败，就会半途而废。倘若你具有信心，很肯定地说："我有决心减轻体重。"那么不管时间多久，"苗条"是指日可待的。如果你的体重过重，一定是你的"心理"击败了你，因为"身体"是依照"心理"的指示而改变的。这种心理暗示的作用在现实生活中随处可见。因此我们说，心理暗示是很重要的，在运用各种方法进行减肥健身时，配合心理暗示疗法，一定会让成功离你更近一些。生活中有人用此法配合其他减肥方法取得了非常好的效果。

（8）用脑减肥法　最简单的脑力劳动也可引起身体消耗大量的热量。脑力劳动的强度越大，消耗营养物质越多。利用这一原理，产生了用脑减肥法。就是说身体肥胖的人可以通过脑力劳动来使身体变瘦。具体做法是让肥胖者多用脑，如读书看报、绘画赏花、练习写作、演算数学、学习技术、研究学问等。每天有一定的时间让大脑紧张起来，不要饱食终日，心无所用。这样既能使工作水平有所提高，又能达到减肥的目的，可谓一举两得。

二、生活起居调养

◎ 科学的起居有助于减肥

当人们养成符合科学要求的生活习惯后往往能做到：学习时注意力集中，工作时精力充沛，进餐时容易消化，睡眠时很快入睡，该醒时自动醒来，神经细胞消耗少，疲劳不容易出现，肥胖难以发生。相反，如果睡眠无保证，饮食不定时，工作负担过重，生活无一定规律等，可以引起身体功能失调，身体胖瘦无常。所以说生活科学化、规律化是减肥的重要条件。现代医学研究也表明，生活科学化、规律化对减肥者具有重要意义。由于大脑皮质是人体各种生理活动的最高调节中枢，它的基本活动方式是条件反射。人们长期信守科学的、有规律的作息时间，便建立了良好的条件反射，能促使身体功能有规律地运行。那么减肥者怎样才能保持科学的、规律的生活呢？最主要的是要根据减肥者的年龄、健康状况等特点，结合学习、工作的要求，制定一个合理的生活作息制度，把学习、睡眠、进餐、社会活动等时间加以合理地分配和安排，并且持之以恒，不随意改动。

◎ 合理的睡眠有助于减肥

减肥者需要有合理的睡眠，人的一生有 1/3 时间是在睡眠中度过的，良好的睡眠是保证心身健康的重要因素。肥胖者的特点就是爱睡、多睡。中医认为，气为阳，血为阴，气为血之帅，血为气之母。所以常说肥胖的人多是阳气虚弱之人。生活中肥胖的人多出现易疲倦，动则心跳，上楼则气促，这些现象都是气虚的表现。阳气虚弱在体内则易生湿，肥胖者由于多痰湿，人就容易发困，因此肥胖者就有懒于活动、"吃得下睡得多"的特点。这样会使人体合成代谢的机会增多，消耗代谢减少，人体会不分昼夜地随时增加脂肪的合成机会。吃饱了就睡，睡醒了又吃，这样不断地堆积脂肪，人就会越来越胖，越胖就越爱睡，越睡就越易发胖，如此造成恶性循环。所以针对肥胖者懒于活动和嗜睡、多睡的不良习惯，要想在最短的时间内达到减肥的目的就要有合理的睡眠，获得更多的活动时间，以多消耗些脂肪。

（1）减肥者睡眠勿超时　根据上述的中医理论，肥胖者应该合理睡眠，增加运动量，使多余的脂肪和水分自然地消耗。睡眠的时间长短应因不同年龄和营养状态而不同。正常情况下，睡眠时间可维持在 6～9 个小时，一般年龄越大，睡眠的时间越少。因此，那些每天睡眠时间超过 9 小时的人应减少睡眠。肥胖者要在条件许可的情况下，尽可能地增加运动量、活动量，以保证通过良好的劳逸安排，达到减肥的目的。减肥者最佳的睡眠时间为 7～8 小时。

（2）减肥者忌睡眠不足　因睡眠不足使体内胰岛素不能正常地进行葡萄糖代谢，因而可能发展成为肥胖。目前还不知道睡眠不足者在改善其睡眠后，是否可以改善体内胰岛素的敏感性，但那些每天睡眠时间不足 4 小时的人，其体重确实都会增加。研究人员发现，每晚睡眠时间少于 6 小时者体重增加得最多。

参 考 书 目

1. 王强虎.肥胖症绿色疗法.北京：人民军医出版社，2015

2. 陈惠中.肥胖症用药与食疗.北京：金盾出版社，2014

3. 马爱勤，谢英彪.塑身健体和防治肥胖症美食便方.北京：人民卫生出版社，
   2013

4. 曲伸，葛军，韩婷.专家诊治肥胖症.上海：上海科学技术文献出版社，2012

5. 王启民，陈锋.肥胖症及相关疾病自我防治.北京：金盾出版社，2013

6. 张艳玲.肥胖症自我调养.北京：科学技术文献出版社，2010

7. 唐红珍.肥胖防治与调养.北京：化学工业出版社，2011